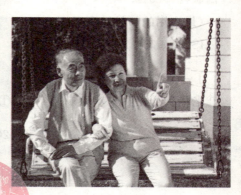

the Health Book to
Parents elder

送给父母长辈的健康书

最贴心的礼物
送给最敬爱的人
礼品书

易 磊 李艳荣 ◎ 主编

中医古籍出版社

U0430790

图书在版编目（CIP）数据

送给父母长辈的健康书/易磊，李艳荣主编. —北京：中医古籍出版社，2012.7

（最实用的师长健康书）

ISBN 978-7-5152-0227-3

Ⅰ.①送…　Ⅱ.①易…②李…　Ⅲ.①中年人-保健-基本知识②老年人-保健-基本知识　Ⅳ.①R161

中国版本图书馆 CIP 数据核字（2012）第 131033 号

送给父母长辈的健康书

主　　编：易 磊　李艳荣

责任编辑：孙志波
出版发行：中医古籍出版社
社　　址：北京东直门内南小街 16 号（100700）
印　　刷：北京振兴源印务有限公司印刷
开　　本：710mm×1000mm　1/16
印　　张：19
字　　数：230 千字
版　　次：2012 年 8 月第 1 版　2012 年 8 月第 1 次印刷
印　　数：0001～8000 册
书　　号：ISBN 978-7-5152-0227-3
定　　价：29.80 元（全套 59.60 元）

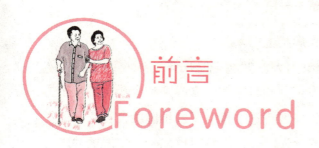

健康是一种选择

健康是第一财富，对干了一辈子"革命工作"的父母长辈而言，显得尤为迫切。但同为中老年人，年龄相差无几，人的健康状况却有天壤之别。有些人未老先衰、药不离口；而有的人虽年过花甲，却精神抖擞、腿脚利落，整天像个老小孩儿，一副不显老、不服老的样子。为什么同处一个年龄阶段，人与人的身体状况差别会这么大呢？

原因有很多，归结起来，有一点是肯定的，即不良的生活习惯所致，这其中只顾吃好不管吃对的饮食习惯，只顾一时舒服懒得动的习惯可谓是首当其冲。具体说来：

饮食 到底吃点啥？客观讲，老年人过去生活相对比较艰苦，现在生活好了，所以，许多人在吃喝问题上存在"补偿心理"，想吃什么吃什么，什么好吃吃什么，完全忽略营养均衡、少肉多素、少咸多淡等基本的饮食原则。大有极尽一时口舌之快的感觉，结果，没有吃出健康，反倒把病吃出来了——

送给父母长辈的健康书

富贵病等中老年常见病找上门来。

花钱是小，健康为大。怎么把吃出来的病吃回去呢？本书从生活的细节出发，介绍科学的饮食原则和食物烹制加工方法，还特别针对父母长辈精选、推荐了22种健康食物，明确了中老年常见的九大饮食误区，让你吃得更均衡，吃得更健康。

运动 在日常生活中我们不难发现，很多人都说自己忙，没时间运动，平时的生活状态似乎是患了"软骨病"——能坐着绝不站着，能躺着绝不坐着。殊不知，这种看上去很舒服很享受的生活习惯，却会对身体健康造成诸多损害，如久坐不动会引发全身肌肉酸痛、脖子僵硬和头痛头晕，加重人的腰椎疾病和颈椎疾病等。

对此，本书推荐了一套由数名中医老专家编创的68节"医疗保健操"以及五禽戏、八段锦等运动养生方法，一招一式都针对中老年容易出现的健康问题，兼及全身各个部位，对肠胃病、便秘、肝炎、肾炎、肾结石、胆结石、糖尿病、高血压、心脏病、血管硬化、偏瘫患者、风湿性关节炎、腰腿疼、肩周炎、气管炎、支气管炎、哮喘、肺气肿、鼻窦炎、鼻出血、白内障、沙眼、花眼、耳聋、耳鸣等都有很好的疗治效果。

……

健康其实很简单，父母长辈们要做的就是选择并坚持。明智的选择不仅提高生活质量还能延年益寿。这本《送给父母长辈的健康书》从运动保健、经穴保健、疾病防治和大量的生活细节出发，涉及中老年生活的方方面面，但又有条不紊、分类明确、通俗易懂，加上自始至终本着一颗"孝亲"之心，使得书中的每一个点都直指父母长辈容易出现的健康问题，每一条健康资讯与指导都是儿女晚辈对父母长辈的嘱咐，每一句话

前言 FOREWORD

都是外出游子对父母长辈健康的不倦交代。

　　大多数老年人慨叹，女儿指望不上，但哪个儿女晚辈不是把思念和祝福常留在心。但面对辛苦一辈子养育我们的父母，还有从小不倦教诲看着我们长大的可亲可敬的长辈，我们还能做点什么？毕竟自己要生活，毕竟自己的梦想还有很长的路要走，毕竟……因此，能做的就是带着一份敬孝之心，双手奉上《送给父母长辈的健康书》，一本书，一份心意，一份祝福。

编　者

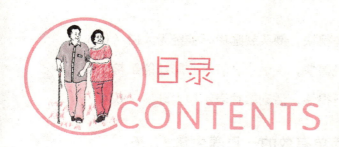

目录 CONTENTS

第一章 Chapter 1

001 养生：40岁登上健康快车

第一节 比金玉更贵重的"健康良言" / 002

营养均衡：不好吃也要坚持吃点 / 002

坚持运动：活动活动，活着就要动 / 007

科学饮水：水是不花钱的养生药 / 010

阳光浴：不仅吃药，晒太阳也排毒 / 013

清新空气：人体生命活力之源 / 014

规律生活：生活有常，寿命自延长 / 016

莫抽烟：吸烟＝"慢性自杀" / 017

少喝酒：饮酒有度"过犹不及" / 018

第二节 "五快"透视你的健康状况 / 021

吃得快，好胃口表明内脏功能正常 / 021

拉得快，排泄自如胃肠功能良好 / 022

睡得快，倒头就睡中枢神经无大碍 / 023

说得快，说话流利表示心肺功能正常 / 024

行得快，活动敏捷表示精力旺盛 / 024

第三节　简单有效的一日养生法 / 026

起床前，做一做"叩齿咽津功" / 026

洗脸后，对镜做"梳头功" / 028

晨练前，慢慢喝下400毫升温开水 / 030

做晨练，早上全身活动30分钟 / 031

吃三餐，一日三餐吃饭各有讲究 / 032

要午休，睡个子午觉神仙也觉香 / 034

晚饭后，热水泡脚舒筋活血保安康 / 035

泡脚后，足部保健延年益寿有奇效 / 037

睡觉前，心灵自然放松后再就寝 / 039

第二章
Chapter 1

041 饮食：
健康需要一点"吃"心

第一节　烹饪加工：吃吃喝喝有妙招 / 042

少吃咸，每天摄盐量别超过6克 / 042

多食素，留住蔬菜营养素的窍门 / 043

冷藏品，冰冻食物不要重复解冻 / 044

做炖菜，烹制得法更香更营养 / 045

目录 CONTENTS

粥饭不放碱，健康比好吃更重要 / 046

做熟食，最好要用竹菜板切 / 047

涮羊肉，老点总比不熟更健康 / 049

炒扁豆，别着急煮熟再吃 / 050

调味品，吃菜不宜口太重 / 051

第二节　食尚百味：必吃的22种健康食物 / 052

粳米——健脾养胃的"第一补物" / 052

小麦——能当主食的"补虚食物" / 053

小米——健胃除湿的"代参汤" / 054

玉米——防治便秘、肠炎的良药 / 055

燕麦——糖尿病、冠心病的首选 / 056

黄豆——骨质疏松患者的佳食 / 057

山药——除邪补虚的"佳品" / 058

韭菜——帮助降血脂的"起阳草" / 060

南瓜——抗衰除皱的"美容食品" / 061

土豆——防中风的"第二面包" / 062

茄子——降低胆固醇的"良药" / 063

冬瓜——清热、利尿的"圣品" / 065

胡萝卜——壮阳补肾的"小人参" / 066

芦笋——有助心血管病的上好食品 / 067

银耳——补虚清火旺的"菌中之冠" / 068

鸡肉——心血管病人的"理想食品" / 069

羊肉——补虚劳、祛寒冷的冬令佳品 / 070

鲫鱼——脾胃虚弱之人的滋补圣品 / 071

草鱼——暖胃和中的营养佳品 / 072

苹果——酸甜可口的"大夫第一药" / 073

大枣——缓阴血的"天然维生素丸" / 074

橙子——降低胆固醇的"疗疾佳果" / 075

第三节 饮食忠告：带你走出饮食误区 / 077

误区一：常吃汤泡饭更易消化 / 077

误区二：腌制食物下饭还开胃 / 078

误区三：长期喝纯净水身体好 / 079

误区四：饮水机饮水干净方便 / 080

误区五：豆浆牛奶一起煮更营养 / 080

误区六：吃素换得"老来瘦" / 081

误区七：三餐喝粥减轻胃部负担 / 083

误区八：剩饭剩菜不浪费 / 084

误区九：空腹饮茶促进胃动力 / 085

第三章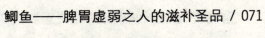
087 运动：从头到脚保健康

第一节 医疗保健操，半小时调治百病 / 088

医疗保健操的神奇功效 / 088

预备势：排除杂念 / 089

第1节　游　臂 / 090

目录 CONTENTS

第2节　转　腰 / 090
第3节　甩　臂 / 091
第4节　双摇臂 / 091
第5节　推　拳 / 092
第6节　拍　胸 / 092
第7节　叉　跳 / 093
第8节　打　背 / 093
第9节　扩　胸 / 094
第10节　单摇臂 / 094
第11节　甩　拳 / 095
第12节　搂　拳 / 095
第13节　左右弯腰 / 096
第14节　原地跑 / 096
第15节　慢游臂 / 097
第16节　捺　手 / 097
第17节　上摇球 / 098
第18节　中摇球 / 098
第19节　下摇球 / 099
第20节　抓　空 / 099
第21节　摇放辘轳 / 100
第22节　摸　鱼 / 101
第23节　大转腰 / 101
第24节　挖　泥 / 102
第25节　拍打膝盖 / 102
第26节　回头看足跟 / 103
第27节　大弯腰 / 103
第28节　前后弯腰 / 104

第29节　转　　腰 / 105
第30节　转　　膝 / 106
第31节　压　　腿 / 106
第32节　前踢腿 / 107
第33节　原地小跳 / 107
第34节　七　　敲 / 108
第35节　八　　打 / 110
第36节　蹲　　堆 / 111
第37节　打膝盖 / 112
第38节　抱后脑颠足跟 / 112
第39节　托　　腹 / 113
第40节　左右蹬腿 / 113
第41节　后踢腿 / 114
第42节　转脖颈 / 114
第43节　搓脖颈 / 115
第44节　揉搓压膝 / 115
第45节　洗　　眼 / 116
第46节　摩眼皮 / 116
第47节　摩鱼腰 / 117
第48节　晃承泣、四白 / 117
第49节　揉睛明 / 118
第50节　洗　　鼻 / 118
第51节　按迎香 / 119
第52节　指　　耳 / 119
第53节　震　　耳 / 120
第54节　搓　　手 / 120
第55节　全身抖动 / 121

第56节　干洗面 / 121

第57节　十指干梳头 / 122

第58节　揉风池 / 122

第59节　揉太阳 / 123

第60节　转眼珠 / 123

第61节　双掌熨目 / 124

第62节　鸣天鼓 / 124

第63节　搓　耳 / 125

第64节　揉耳垂 / 125

第65节　叩　齿 / 126

第66节　转　舌 / 126

第67节　按揉内关 / 127

第68节　推搓涌泉 / 127

第二节　五禽戏：华佗教给你的养生功 / 128

虎、鹿、猿、熊、鸟，养生各显神通 / 128

虎举——改善上肢血液循环 / 129

鹿抵——防止腰部脂肪堆积 / 138

熊运——帮助防治腰肌劳损 / 144

猿提——提高人体平衡能力 / 151

鸟伸——改善慢性支气管炎 / 159

第三节　八段锦：无名氏创编的养生八式 / 167

八段锦养生的四大好处 / 167

预备姿势：静心以调理五脏 / 169

第一式：双手托天理三焦 / 170

第二式：左右开弓似射雕 / 172

第三式：调理脾胃须单举 / 176

第四式：五劳七伤往后瞧 / 178

第五式：摇头摆尾去心火 / 180

第六式：两手攀足固肾腰 / 184

第七式：攒拳怒目增力气 / 186

第八式：背后七颠把病消 / 192

收功姿势：强化练功效果 / 193

第四章
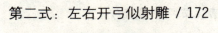
195 穴位：
一用就灵的健康大法

第一节　穴位养生常识 / 196

掌握简便、准确取穴的绝招 / 196

家庭穴位保健技法一：按摩 / 199

家庭穴位保健技法二：拔罐 / 204

家庭穴位保健技法三：艾灸 / 205

第二节　用穴位保养五脏 / 210

足三里：健脾和胃第一要穴 / 210

内关穴：心脏保健第一穴 / 211

太冲穴：肝经上的"消气穴" / 212

中府穴：肺脏健康的晴雨表 / 213

命门穴：强腰补肾又壮阳 / 214

第三节　用穴位调理消化系统 / 216

公孙穴：健脾养胃的"第一温阳穴" / 216

太白穴：健脾化湿助食欲 / 217

大都穴：增强人的消化能力 / 218

内庭穴：泻胃火疗效好 / 219

天枢穴：便秘、腹泻双向调节 / 220

第四节　用穴位调理亚健康 / 221

消泺穴，胸闷气短的克星 / 221

肩井穴，颈肩酸痛的救星 / 222

太阳穴，让你不再抑郁 / 223

中冲穴，防止"瞌睡虫"缠上你 / 224

百会穴，让你远离头痛失眠 / 225

印堂穴，改善面部气色 / 226

第五章 Chapter 1
227 疾患：做自己的保健医生

第一节　服药用药：药是一把双刃剑 / 228

防止购买假药和劣药 / 228

服药宜把握时间 / 231

服药要用温开水送服 / 233

一定要按时、按量服药 / 234

用药姿势也有讲究 / 236

使用外用药要谨慎 / 237

病好了是否马上就停药 / 238

身患多病的老人用药须知 / 240

不要服用过期的药 / 241

中西药合用有利有弊 / 243

第二节　疾病防治，安度晚年生活有质量 / 245

高血压 / 245

糖尿病 / 249

高脂血症 / 252

冠心病 / 257

肩周炎 / 261

风湿性关节炎 / 265

慢性支气管炎 / 269

便秘 / 273

慢性胃炎 / 278

骨质疏松 / 281

老年性白内障 / 285

第一章

养生：40岁登上健康快车

中医讲"人过四十，阳气自半"，意思是说，人过了40岁以后，生命已经过了最强盛的时期，开始由盛转衰。就拿男性来说，40岁左右负担最重，压力最大，无论是交际应酬、职位职称、事业荣誉、官场仕途，还是妻儿老小、亲戚朋友，一样都不能少。这个年龄段，对男人来讲，最烦心的是名利，最费心的是工作，最省心的是健康，因此他们忽视健康，等到功成名就，却发现：除了没有健康，什么都有了。但健康是人的第一财富，没有健康就没有一切，走健康之路，不容等待，现在就出发。

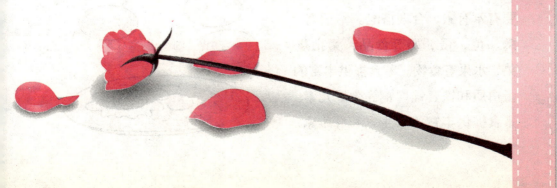

第一节 比金玉更贵重的"健康良言"

营养均衡：不好吃也要坚持吃点

从营养学的角度来看，平衡的营养素是健康之本。现代医学研究证明，人体所需的营养素中，只有以科学的搭配比例摄入才能发挥最大的功效。盲目添加营养素非但不能锦上添花，还会加重身体负担。现代人食物日益丰富，根本就不缺营养，缺的是对营养物质有效的吸收和对过剩营养素的代谢。如何提高营养物质的有效吸收率和控制过剩营养素的代谢就在于科学地平衡膳食比例。那么，均衡膳食中老年朋友应该如何吃呢？

1. 荤素平衡

荤素平衡，是指进食菜肴时，要有荤有素，合理搭配。荤指肉、禽、鱼、蛋、奶等食品，素指蔬菜、水果等食物。荤食提供丰富的蛋白质和铁、锌、铜等微量元素。素食提供丰富的维生素和纤维素。

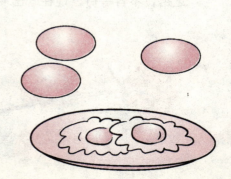

荤素食物在人体日常的营养素上可谓是各占半壁江山，只有营养均衡地搭配才是机体健康的前提。一般来说，常吃荤食容易造成高血脂、心脏病、乳腺癌等疾病，而常吃素食容易患贫血、结核病等。荤素平衡，保持荤食在每日三餐热量中占25%～30%为宜。

2. 热量平衡

蛋白质、脂肪与碳水化合物是产生热量的主要营养素。其中，脂肪产生的热量是蛋白质和碳水化合物的2倍多。富含脂肪的食物也被称为高热量食物，以动物性肉食为代表。如果摄取的热量超过人体的日常所需就会造成体内脂肪堆积，形成肥胖。而肥胖的人容易患高血压、心脏病、糖尿病、脂肪肝等多种疾病，对人体健康十分不利。

反过来，如果摄入的热量不能满足人体的需要，则会造成营养不良。当人体无热量可消耗的时候，就会消耗我们的器官组织，从而导致器官组织的受损，同样可诱发多种疾病，如贫血、结核、癌症等。一般来说，最科学的蛋白质、脂肪与碳水化合物的搭配比例是1∶1∶4.5。每日三餐的热量分配为总热量的30%、40%、30%，即人们常说的早餐吃好、午餐吃饱、晚餐吃少。

3. 酸碱平衡

我们每天从外界摄取的食物中，有些是属于酸性的，有些是属于碱性的。当然，食物的酸碱属性不是指人们味觉上的概念，不能凭口感，而是指食物在人体内新陈代谢过程中所产生的代谢产物的性质。人体内所含酸碱度是用pH值来表示的。

营养专家认为，健康人体内的pH值在7.35～7.45，即人体体液的pH恒定现象——呈弱碱性，才能保持正常的生理功能和物质代谢。一般来讲，pH值高于7.45，称为碱中毒；低于7.35，称为酸中毒。经调查发现，随着人们生活水平的提高，因为吃肉、蛋、鱼、动物脂肪和植物油等增多，许多人呈酸性体质，体液的pH值经常徘徊在7.35左右或偏低，身体处在健康与疾病之间的亚健康状态。因为摄入过度的酸性食物则会造成体内环境的酸化，酸化的体内环境容易引发心脑血管疾病、动脉硬化、肠道癌症等多种疾病。然而也不可摄入过多的碱性食物，否则会造成体内碱中毒。

常见的碱性食物有：水果、蔬菜、豆制品、奶制品、茶叶、粗粮等。

常见的酸性食物有：精粮、肉类等。

4. 五味平衡

食物的酸、苦、甜、辛、咸5种味道，统称为"五味"。"五味"不仅是人类饮食的重要调味品，可以促进食欲，帮助消化，也是人体不可缺少的营养物质。五味不同，对人体的作用也各有不同。五味调和，有利于健康。

酸味 酸味入肝，有助于滋补肝阴、疏散肝气、增强消化功能，并促进钙、铁等矿物质与微量元素的吸收。适当吃酸味食物不仅可以助消化、杀灭胃肠道内的病菌，还有防感冒、降血压、软化血管之功效。但过量摄入酸味食物又会使肠胃黏膜受损，造成肠胃不适、胃溃疡等肠胃疾病的发生。

常见的酸味食物有：醋、山楂、葡萄、猕猴桃、西红柿、石榴、乌梅、橙子等。

甜味 甜味入脾，甜味食物有补养气血、补充热量、解除疲劳、调胃解毒、和缓、解痉挛等作用。甜味食物主要来源于碳水化合物，即糖。甜味虽然对人体的补益很强，但食之亦当有度，过食甜味，亦会损伤人体，导致多种疾病，如厌食、消渴、肥胖、脱发等。胃下垂、子宫下垂、脱肛、乳房下垂、眼睑下垂患者宜适量多吃甜味食物。糖尿病患者应慎吃甜味食物。

常见的甜味食物有：白糖、红糖、桂圆肉、蜂蜜、甘薯、玉米、山药、米面食品等。

苦味　五味中，苦味是最不受欢迎的。但苦味食物具有清心泄火、消暑除湿、坚固阴精的功效。如苦瓜，常吃能治疗水肿病。平时容易上火的人宜多吃点苦味食物，以帮助泄心火，又能养心阴。但苦味食多寒凉，过度摄入容易造成体寒、虚弱和血循环障碍，脾胃虚弱患者及经期女性不宜吃。

常见的苦味食物有：苦瓜、莲子心、百合、苦丁茶等。

辣味　辣味是入肺经的，所以它很容易被肺所吸收。辣味食物有发汗、理气之功效。人们常吃的葱、蒜、姜、辣椒、胡椒，均是以辣为主的食物，这些食物中所含的"辣素"既能保护血管，又可调理气血、疏通经络。经常食用，可预防风寒感冒。但嗜辣又会造成对喉咙和肠胃黏膜的伤害，还容易导致体内火气旺盛。但患有痔疮、便秘、神经衰弱者不宜食用，阴虚火旺、胃溃疡、十二指肠溃疡患者及孕妇不宜吃辣。

常见的辣味食物有：青椒、胡椒、辣椒、生姜等。

咸味　咸味入肾，有补益肾精、软坚散结、活血化瘀、泻下通肠的功效。人体在呕吐、腹泻、大汗之后宜喝适量淡盐水，以保持正常代谢。但是咸味食物也要适量，过食咸食容易增加肾脏的分解负担，损伤肾脏，还容易使血压升高。高血压患者、肾病患者以及骨病患者要少吃咸，否则会使病情加重。

常见的咸味食物有：盐、海带、紫菜、海蜇等。

5. 五色平衡

中医认为，人是一个统一的有机体，五脏与五行、五味、五色是相生相克的关系。不同颜色的食物与人体五脏六腑有着阴阳调和的关系，与心脏相对应的是红色食物，与肝脏相对应的是绿色食物，与脾脏相对应的是黄色食物，与肺脏相对应的是白色食物，与肾脏相对应的是黑色食物，因此，要均衡摄入才能保证人体充足而全面的营养素。

红色食物　按照中医五行学说，红色为火，为阳，故红色食物进入人体后可入心、入血，大多具有益气补血和促进血液、淋巴液生成的作用。红色食物富含大量优质蛋白质和许多无机盐、维生素以及微量元素，能大大增强人的心脏和气血功能。因此，经常食用一些红色果蔬，对增强心脑血管活力、提高淋巴免疫功能颇有益处。

常见的红色食物有：番茄、西瓜、胡萝卜、红辣椒、山楂、红枣、草莓、红薯、红苹果等。

绿色食物　中医认为，绿色（含青色和蓝色）入肝，多食绿色食品具有舒肝强肝的功能，是良好的人体"排毒剂"。绿色蔬菜中含有丰富的叶酸成分，而叶酸已被证实是人体新陈代谢过程中最为重要的维生素之一，可有效地消除血液中过多的同型半胱氨酸，从而保护心脏的健康。绿色食物还是钙元素的最佳来源，对于一些患有骨质疏松症的朋友，常食绿色蔬菜无疑是补钙佳品。

常见的绿色食物有：芥蓝、青椒等。

黄色食物　五行中黄色为土，因此，黄色食物摄入后，其营养物质主要集中在中医所说的中土（脾胃）区域。黄色食物可提供优质蛋白、脂肪、维生素和微量元素等，此外，在黄色食物中，维生素A、维生素D的含量均比较丰富。维生素A能保护肠道、呼吸道黏膜，可以减少胃炎、胃溃疡等疾患发生；维生素D有促进钙、磷元素吸收的作用，进而有壮骨强筋之功。

常见的黄色食物有：南瓜、玉米、花生、大豆、土豆、杏等。

白色食物　白色在五行中属金，入肺，偏重于益气行气。白色食物富含维生素及纤维素。此外，白色食物还是属于一种安全性相对较高的营养食物。因为它的脂肪含量要较红色食物肉类低得多，十分符合科学的饮食方式。特别是高血压、心脏病、高血脂、脂肪肝等患者，食用白色食物会更好。

常见的白色食物有：牛奶、大米、面粉和鸡、鱼类等。

黑色食物 五行中黑色主水，入肾，因此，常食黑色食物更益补肾。黑色食物是指颜色呈黑色或紫色、深褐色的各种天然植物或动物。黑色食物富含铁、硒、氨基酸，但蛋白质含量较少。黑色食物可明显减少动脉硬化、冠心病、脑中风等疾病的发生率，对流感、气管炎、咳嗽、慢性肝炎、肾病、贫血、脱发、早白头等均有很好的疗效。

常见的黑色食物有：黑米、黑芝麻、黑豆、黑木耳、海带、紫菜等。

坚持运动：活动活动，活着就要动

当人体进入中老年时期时，其身体机能就会出现明显的下降，各个器官的功能随之发生一系列的滑坡变化。但这并不是一成不变的。有科学研究表明，老年人机体的结构和功能仍然存在着提高和改善的可能性，益处多多，具体如下：

1. 提高心脏功能

合理地运动能提高心脏功能，使心肌收缩力加强，心肌兴奋性增高，冠状动脉扩张，血液循环得到改善，心肌利用氧的能力提高。经常参加锻炼可推迟心血管系统的老化过程，使心肌收缩力量加强，心脏输出量增加。运动还锻炼了血管收缩和舒张功能，加强血管壁细胞的氧供应，促进代谢酶活力，改善脂质代谢，降低血脂，延缓血管硬化，有助于控制老年人动脉粥样硬化发展，防治老年性高血压和冠心病。

2.增强骨骼的物质代谢

中老年人合理地运动能使血液循环得到改善，骨骼的物质代谢增强，能有效防止无机成分的丢失，改善其与有机成分的比例，使骨骼的弹性、韧性增加，骨外层密质增厚，骨内层的松质结构发生适应性变化，坚固骨质，有利于增强骨骼的抗折断、弯曲及扭转性，从而预防老年性骨质疏松、老年性骨折，延缓骨髓的衰老过程。

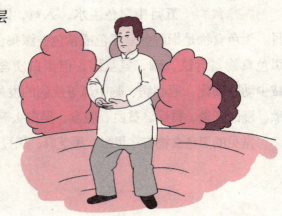

3. 改善肺脏功能

中老年人经常运动可增加呼吸肌的力量和耐力，增加肺通气量，提高肺泡张开率，保持肺组织的弹性、胸廓的活动度，延缓因肺泡活动不足而加厚的老化过程。经常运动可使呼吸频率达到17~20次/分，肺活量均比一般老年人大，改善肺脏的通气和换气功能，从而提高全身各内脏器官的新陈代谢。

4. 促进消化吸收

中老年人长期坚持运动，可以加强消化系统的功能，使胃肠道蠕动加强，改善血液循环，增加消化液的分泌，加速营养物质的吸收，同时还能改善和提高肝脏的功能。

5. 提高身体免疫力

中老年人经常运动能提高免疫力，减少感冒和因感冒引发的咽炎、扁桃体炎、气管炎、肺炎等疾病，以及因气管炎引起的肺气肿、肺心病等。

6. 预防大脑衰老

中老年人坚持运动能改善中枢神经系统的机能，预防大脑衰老，使大脑皮层神经过程的兴奋性、均衡性和灵活性提高，反应的潜伏期缩短，从而使老年人精力充沛、动作敏捷。运动还可延缓全身衰老，防止老年性疾病，尤其能防止脑动脉硬化，维持大脑良好的血液供应。坚持运动的老年人脑动脉血液中含氧量升高，脑细胞的氧供应得到改善，从而减缓脑萎缩。

在进行各种运动锻炼时，许多中老年人往往会忽略一些小细节而造成受伤。因此，在运动时，一定要注意以下几点：

1. 运动前要做好准备工作

很多人都知道运动的好处，但往往不做准备工作就直接进行锻炼，这样是很容易受伤的。最好的方法是在锻炼之前进行舒筋活络，如做柔软体操动作、弯腰屈膝、放松肌肉、做深呼吸等。

2. 不要急于求成

中老年人在刚开始锻炼时，要稳扎稳打，逐渐增加运动量，每周至少锻炼3次，每次不要超过20分钟。逐步增加锻炼次数及锻炼时间，并且持之以恒，不要急于求成。

3. 有些情况要暂时停止运动

如果在健身过程中出现头晕、头痛、口渴、轻微活动就喘等不适症状，应暂停运动，并及时去医院检查有无异常情况。

4. 老年人不要单独锻炼

老年人不要单独去户外锻炼，尤其是患有高血压、心脏病的老人，最好不要独自锻炼以免发生意外。老爸老妈可以结伴去锻炼，这样既热闹又安全，还能结交许多朋友。

5. 不要长期只从事一项锻炼

如果长期只从事一项锻炼，这样不但会影响身体的全面锻炼，还会使锻炼的兴致大大减退。因此，不妨多选择几项自己感兴趣的项目，既增添了锻炼的兴趣，还可以让身体的各个部分都能得到很好的锻炼。

6. 天气不好时不去锻炼

老年人大多反应较慢，坏天气可能引发种种意外事故，特别是高温、奇寒、刮大风、下雨、下雪等天气，最好不要在户外锻炼。

7. 切忌过分剧烈运动

中老年人不适合做剧烈运动，如短跑、长距离游泳等消耗体能过多的运动。此外，跳远、跳高、健身操等项目，极易造成骨质疏松的老人发生骨折，锻炼的时候需要注意。

8. 运动时不要穿皮鞋

中老年人如果经常穿皮鞋运动往往会增加受伤的几率。而且一旦受伤，很不容易恢复。因此，在锻炼时一定要穿舒适的运动鞋。

9. 忌不进行缓和运动

运动健身结束的时候，不宜戛然而止。缓和运动可以使肌肉疼痛危险大大降低。原因是缓和运动可以对身体内的乳酸起到"冲刷"作用。

专家建议：运动结束前，最好依据个人身体状况，花上5~10分钟做慢速简单运动，让心率慢慢恢复正常。

科学饮水：水是不花钱的养生药

水是生命不可缺少的物质，也是任何有机体和细胞成活的保证，没有水就没有生命。科学研究表明，人的身体超过70%是水分，血液含水90%以上，心、肝、肺、肾含水70%以上，即使是硬骨头也含20%的水，人体5%~20%的微量元素也是从水中获得。人缺水5%会影响健康，缺水15%就会危及生命。

水在人体所有生命活动中起着媒介的作用，营养物质的消化、吸收，代谢产物的排泄，酸碱平衡的维持以及体温的调节等都需要水的参与。人们若能及时、科学的饮水，对于促进健康长寿十分有益。

美国一项研究表明：每天喝5杯水比喝2杯水的人患癌的风险小32%~45%。但是不少人却并不在意，并未把它放在与蛋白质、脂肪、糖、维生素一样的地位上，不渴不喝，忙就不喝，随随便便对待喝水，实际长期潜在缺水，已为影响健康埋下祸根。仅从排毒一点来看，水是世界上最好的排毒养颜"佳品"。多喝水不仅能稀释各种毒素在体内的浓度，减轻毒素的危害，还可以促进肾脏的新陈代谢，缩短粪便在肠道停留的时间，减少毒素的吸收，将更多的有害物质排出体外。肠中的残渣、浊物不及时清理，所含水分吸收的越多，越容易形成便秘。会降低人体免疫力，直接影响人体肌肤的健康与美丽。因此，要想排便通畅，就要使肠腔内有充足能使大便软化的水分，保证机体的生理功能正常运行。那么，科学饮水应注意哪些问题呢？

1. 忌渴了再喝

喝水切忌渴了再喝，应在两顿饭之间适量饮水。人们还可以根据自己尿液的颜色来判断是否需要喝水。一般来说，人的尿液为淡黄色，如果颜色太浅，则可能是水喝得过多；如果颜色偏深，则表示需要多补充一些水了。很多人往往在口渴时才想起喝水，而且往往是大口吞咽，这种做法也是不对的。喝水太快太急会无形中把很多空气一起吞咽下去，容易引起打嗝或是腹胀，因此最好先将水含在口中，再缓缓喝下，尤其是肠胃虚弱的人，喝水更应该一口一口慢慢喝。

2. 要喝新鲜的白开水

喝生水的害处很多，因为自来水中的氯可以和没烧开水中的残留的有机物质相互作用，导致膀胱癌、直肠癌的几率增加。因此，喝水要多喝开水，而且应是新鲜的白开水。煮开并沸腾3分钟的新鲜白开水，可以使水中的氯气及一些有害物质被蒸发掉，同时又能保持水中对人体必需的营养物质。如果饮用放置时间过长或者自动热水器中隔夜重煮的水，不仅没有了各种矿物质，而且还有可能含有某些有害物质，如亚硝酸盐等。

3. 睡前、睡后饮水注意

睡前少喝、睡后多喝也是正确饮水的原则，因为睡前喝太多的水，会造成眼皮浮肿，半夜也会老跑厕所，使睡眠质量不高。而经过一个晚上的睡眠，人体流失的水分约有450毫升，早上起来需要及时补充，因此早上起床后空腹喝杯水有益血液循环，也能促进大脑清醒，使这一天的思维清晰敏捷。

4. 水温应适宜

喝白开水的水温以25～30℃为宜，即凉开水，不宜过高或过低。水温太低会引起肠胃不适；过高可致口腔、咽部、食管及胃的黏膜烫伤而引起充血和炎症等，长期发炎可能成为癌变的诱因。

中国营养学会根据水平衡和国外资料，建议我国居民在温和气候环境进行轻体力活动，成人每日至少饮水1200毫升，即一般容量杯子的6杯。如果在高温环境下劳动或运动，需增加饮水量，根据具体情况，每日需要2～6升不等。健康专家认为，饮水时间可分配在一天的任何时刻，建议在清晨起床后空腹喝1杯，晚上睡前喝1杯，饮水也要少量多次，一次性饮水不宜过多，每次250毫升左右为宜。

提示

缺水有害健康，但饮水过量也不利于健康。专家认为，水摄入量超过肾脏排出的能力可引起水过多及中毒。水中毒时，可引起脑细胞肿胀、脑组织水肿、颅内压增高，引起头痛、恶心、呕吐、记忆力减退，重者可发生渐进性精神迟钝、恍惚、昏迷、惊厥等，严重者可引起死亡。

阳光浴：不仅吃药，晒太阳也排毒

我们知道，维生素D是人体不可或缺的重要元素。人体中的维生素D是从何而来的呢？主要是皮肤受到阳光和人造光源中的紫外线照射后产生的。因此，拒绝阳光照射，人体就不可能产生保持健康所需要的足够的维生素D。阳光还有杀菌功能，所以居住的地方必须有充足的阳光照射，免得潮湿阴暗，容易生蚊虫及传播病菌。此外，适度的阳光不仅可以帮助皮肤更有弹性，而且借着阳光制造丁类维生素的过程，可以减低体内的胆固醇。

生活中，在街心花园、公园，我们经常会见到一些老人凑在一起顶着日光的照射聊天、下棋、打扑克。晒太阳对身体是有益的，但是，有的老人以此来消磨时间，天天长时间晒太阳，认为"太阳晒得越多越好，皮肤越黑越健康"的旧观念也是不科学的。

老年人由于皮肤逐渐变薄，具有保护皮肤免受强烈光线刺激的黑色素减少，对光线非常敏感。如经常受阳光照射可引起细胞角化，甚至可出现细胞突变。同时，真皮中的胶原纤维及弹力纤维也可因阳光照射而变性。所以，老年人经常晒太阳太久不仅可增加皮肤皱纹，而且可使皮肤血管扩张，血管壁变薄，从而影响皮肤血管血液循环，加重皮肤老化，严重的甚至会引起皮肤癌。

一些人由于害怕患皮肤癌，时时处处躲着阳光，避开日晒。显然，这是不必要的，也是对健康不利的。美国波士顿大学的生物学和皮肤病学专家霍利克教授，对这个问题进行了长时间的研究。他用收集到的大量证据证明，每周在太阳下短时间地晒几次，可以预防骨质疏松症、风湿性关节炎、结肠癌、前列腺癌、乳腺癌等疾病。因此，他得出的结论是，既不要长时间在太阳下暴晒，也不应总是躲着阳光；适当接受阳光的照射，对人体利大于弊。

那么，中老年人应如何晒太阳呢？健康专家认为，每天坚持晒太阳30～60分钟，即可平衡阴阳，晒太阳时最好穿红色衣服。其次选择白色，最忌黑色衣服，以避免吸收过多的紫外线。阳光疗效最佳的时间是在早上十时前及下午四时后。切勿在正午时分吸收阳光，因为此时的紫外线杀伤力甚强，可以致皮肤灼伤及皮肤癌。饭前饭后一小时进行日光浴也会引致消化不良。不可被阳光照射太久，每次不宜超过15分钟，全日不可超过两小时。老年人不要独自晒太阳，独自睡着了容易感冒。几个人聚在一起，边晒太阳边聊天，既能舒筋活血，又能调节精神，增强免疫力。

 ## 清新空气：人体生命活力之源

空气是生命活力之源，没有它，万物不生。因为清新的空气可令头脑清晰、血液循环畅通，解除精神压力及清除疲劳，可以增强身体抵抗力，故此中老年朋友应多做户外活动，有益身心。清新空气在农村或城市郊区比较容易得到，但在工业集中的城市则不然。奔驰的汽车排出的大量有害废气，带起的各种浮尘，各工厂排出的含有各种有害物质的气体等，都影响着大气的洁净。有意识地摄取一些新鲜空气，有利于促进机体新陈代谢，对中老年朋友的健康也是必不可少的。那么，如何才能保证经常呼吸到新鲜空气呢？

1. 定时开窗换气

室内门窗经常封闭，容易造成室内通风不良，二氧化碳等气体含量增高，室内空气污染加剧，严重影响人体健康。因此，平时应定时开窗换气，保持室内空气新鲜，尤其是在冬季，家庭每天开窗换气不少于两次，每次不少于15分钟。用室内空气净化设备消除室内环境污染，提高室内空气质量也是不错的方法。

2. 多到户外呼吸新鲜空气

中老年朋友要多走向富含负离子的环境。在空气中负离子含量的多少是生态环境优劣的标志之一，一定浓度下，空气中的负离子对人体具有保健、治疗的功能，被美誉为"蓝色维他命"。污染日益加剧的时候，中老年朋友多到郊外有山有水的地方游玩，负离子浓度比较高，还能延年益寿。

3. 多做深呼吸

长期进行深呼吸运动，促使胸部的肌肉经常得到活动，使胸腔逐渐增大，呼吸肌的力量增强，肺脏的扩展能力提高，从而有助于改善呼吸系统的功能，有助于提高体质和延长寿命。深呼吸运动的方法是：先慢慢地从鼻孔吸气，使肺的下部充满空气，在吸气的过程中，由于机体的胸廓上抬，横膈膜往下降，致使胸廓上下的直径增长，腹部慢慢地鼓起；再继续吸氧，肺的上部也充满了空气，迫使肋骨上移，胸廓扩大。当肺部吸满了空气后，便徐徐地吐气。这样，让肋骨和胸廓逐渐恢复到原来的位置。呼气之后，稍停留2～3秒钟，又重新吸气，如此反复循环。尤其是在恼怒、忧伤、疲倦时，多做深呼吸可以增加氧气的吸收，促进疗效。

规律生活：生活有常，寿命自延长

生活有常是起居养生的总则，是养生保健的基本方法。起居有常主要是指日常生活的各个方面要有一定的规律，合乎自然界和人体的生理常规。如春天要早睡早起、夏天要晚睡早起、冬天应早睡晚起、节制性生活等。《黄帝内经》认为，人的寿命长短与能否合理安排起居作息有着密切的关系，"饮食有节，起居有常，不妄作劳"，则能"度百岁乃去"。

生活作息规律化，对于保护大脑的健康是十分重要的，可使中老年人生机勃勃，充满生活乐趣，虽体弱有病，但精神不衰，从而早日康复，推迟衰老的到来。每一个中老年人都应根据自己的情况，制定出一个切实可行的生活作息制度。中老年生活有规律，可参照以下几点：

1. 定时起床

醒后在床上"养神"5分钟，同时顺时针、逆时针按摩腹部各100次，提肛1～2次，每次不超过20下（防便秘、痔疮、肠胃病）；坐起后停半分钟，双腿垂于床沿半分钟，站起后停半分钟，最后深呼吸3次，离床出房门。

2. 定时排便

起床后立即大便，然后用温开水清洗肛门及其周围。

3. 按时喝水

每天喝4次水，1500~2000毫升，饮水最佳时间为晨起、10点、16点。

4. 定时进食

三餐定时，多吃高蛋白、高维生素、低盐、低糖、低脂食品，每餐吃七八成饱。

5. 定时午睡

饭后半小时后午睡，睡眠时间1小时左右。

6. 定时散步

吃饭后散步半小时，再骑车半小时。

7. 定时就寝

睡前洗澡或热水烫脚，每天按时睡觉，按时起床。

莫抽烟：吸烟＝"慢性自杀"

英国一项历时40年的研究证明，中年吸烟者死亡率为不吸烟者的3倍。有资料表明，目前全球每年死于与吸烟有关的各种疾病达300万人，估计到2025年将升高到1000万人，而我国将占200万人。因此，有吸烟习惯的中老年人，为了自己的健康着想，还是趁早戒除这个坏习惯吧！

香烟烟雾中，92%为气体，如一氧化碳、氢氰酸及氨等，8%为颗粒物，这些颗粒物统称焦油，内含尼古丁、多环芳香烃、苯并芘及β-萘胺等，已被证实的致癌物质约40余种。吸烟的危害不容小觑，日复一日地持续这种习惯，无疑加快了所谓"慢性自杀"的速度。所以，有饭后吸烟这个习惯的中老年朋友们，不妨早点放下手中的香烟，早日恢复健康的身心。戒烟的方法很多，诸如针灸戒烟、戒烟糖和戒烟茶等，但主要是心理取胜，吸烟者如能真正认识到吸烟的危害性，就会下决心及早戒除。

　　这里还要提醒一点的是，不要吸烟，即使是二手烟。吸二手烟决不要理解为把别人没抽完的烟接过来再抽，像买二手车一样。我们所说的吸二手烟是指不吸烟者吸了吸烟者吸烟时所造成的环境香烟烟雾。这对不吸烟者来说是一种被动的、不由自主的行为，因此也称为被动吸烟。二手烟中包含4000多种物质，其中包括40多种致癌物质，如被不吸烟的人吸进体内，亦可能和氡气的衰变产物混合一起，对人体健康造成更大的伤害。因此，要想呼吸到新鲜空气，就要远离吸烟环境，做到自己不抽烟，也不让家人被动吸烟。

少喝酒：饮酒有度"过犹不及"

　　俗话说，无酒不成席。杯中物是许多人难以割舍的"情缘"，贪图一缕缕的酒香，故每顿饭必离不开酒，否则吃饭就不香。况且中国人的感情多是在酒席间促成加深的，因此无论什么酒，吃饭的时候定然必不可少。可是顿顿饮酒，嘴中回味留香，身体却不一定受得了。

　　据有关调查数据显示，由酒精引起的死亡率和发病率，是麻疹和疟疾的总和，而且也高于吸烟引起的死亡率和发病率。在我国，每年有114100人死于酒精中毒，占总死亡率的1.3%；致残2737000人，占总致残率的3.0%。长期大量饮酒会引起慢性酒精中毒，对人体各个器官系统均有损害，尤其对肝、脑损害最大；大量饮酒对脑的损害主要表现为慢性酒精中毒性精神障碍和B族维生素缺乏性脑病；长期大量饮酒可发生急性胃黏膜炎症，发生心肌病，即可引起心脏肌肉组织衰弱并且受到损伤，而纤维组织增生，严重影响心脏的功能。此外，长期大量饮酒，无论男性还是女性，都可导致严重的性功能损害。生活中不知有多少人把健康丢失在酒瓶之间。因此，酒不能多喝，更不能顿顿都喝。长此下去只能让你的健康消失得更加迅速。克制饮酒恶习，控制酒量，远离迷魂汤，不仅会令你的神志更加清醒，你的健康也会更加蓬勃。酒不是不能喝，只是谨记要少要适量。

健康专家指出，低浓度酒，对人体不仅无害，还有保护作用。我国中医也认为，黄酒有益气养血之功，冬日加温适量饮用，对气血不足之人有补益之功。而啤酒营养丰富，有"液体面包"之美称，能生津健胃，夏日适当饮用，颇有益处。因此酒不是不能喝，只要适度，另外还要掌握喝酒秘诀，以令身体轻松健康。那么，喝酒有哪些秘诀呢？

1. 宜慢不宜快

饮酒后5分钟乙醇就可进入血液，30～120分钟时血中乙醇浓度可达到顶峰。饮酒快则血中乙醇浓度升高得也快，很快就会出现醉酒状态。如果慢慢饮入，体内可有充分的时间把乙醇分解掉，乙醇的产生量就少，不易喝醉。

2. 不宜空腹饮酒

饮酒时不宜空腹，因为空腹时酒精吸收快，容易喝醉；最好的预防方法就是在喝酒之前，先行食用油质食物，如肥肉等，或饮用牛奶，利用食物中脂肪不易消化的特性来保护胃部，以防止酒精渗透胃壁。同时酒精经肝脏分解时需要多种酶与维生素的参与，酒的酒精度数越高，肌体所消耗的酶与维生素就越多，故应及时补充维生素。在喝酒过程中，新鲜蔬菜、鲜鱼、瘦肉、豆类、蛋类等均可作为佐菜，应该多吃。

3. 控制酒量

啤酒以酒精浓度5%计，男士每天饮用不宜超过800毫升，女士每天不宜超过600毫升。红酒男士每天饮用不宜超过360毫升，女士每天饮用不宜超过270毫升。白酒以及白兰地、威士忌、伏特加等洋酒，以酒精浓度40%计，男士每天不宜超过100毫升，女士每天不宜超过75毫升。

4. 各种酒不要混着喝

各种酒的酒精含量不同，其成分也不相同，如果同时混着喝，身体会难以适应，给肝脏造成过重的负担，易导致肝硬化等疾病。此外，也不要和碳酸饮料如可乐、汽水等一起喝，这类饮料中的成分能加快身体吸收酒精。

在饮酒之后，能够尽量地饮用热汤，尤其是用姜丝炖的鱼汤，非常具有解酒效果。酒精有利尿作用，能将盐分随尿排出。为补充体内盐分的损失，饮酒后的翌日清晨，最好喝一杯淡盐水。

第二节 "五快"透视你的健康状况

吃得快，好胃口表明内脏功能正常

所谓吃得快，并不是简单的狼吞虎咽，不辨滋味，而是吃饭时不偏食、不挑食，吃得痛快、吃得顺利。一日三餐吃起来感觉津津有味。比如，没食欲的人，往往吃饭时间就长，一副想吃不吃的样子。如果持续性无食欲状态出现，应请教医生，看看是否肠胃或肝脏有什么毛病。如果肠胃或肝脏没什么毛病，就要自查一下。

如：暴饮暴食。暴饮暴食使胃过度扩张。食物在胃中停留时间过长，轻则造成黏膜损伤，重则造成胃穿孔。喜吃生冷。经常吃生冷食物，尤其是睡前吃生冷

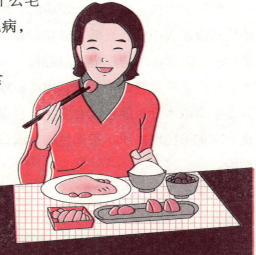

食物易导致胃寒，出现恶心、呕吐、食欲不振等症状。睡前饱食。晚餐过饱，必然使胃肠负担加重，胃液分泌紊乱，易出现食欲下降。另外，还可导致肥胖、睡眠不实、结石、糖尿病等；情绪紧张。在当今快节奏和竞争激烈的社会中，人们容易引起失眠、焦虑等紧张情绪，导致胃内分泌酸干扰功能失调，引起食欲下降；饱食后运动。饱食后短时间内剧烈运动会导致胃蠕动增快，继而出现胃痉挛，出现胃部胀痛不适、恶心呕吐、食欲不振，有的甚至可能造成胃扭转。如果有以上不良饮食习惯，就要在进食上做到定时、定量、定质，不能因为繁忙而在饮食上马虎从事。还要注意对食物科学地加工烹调，就餐时要有愉快、舒畅的心情，这样有益于人体对食物的消化和吸收。此外，就餐时有一个优美的环境，光线充足，温度适宜，餐桌、餐具清洁卫生等，都能促进食欲。

拉得快，排泄自如胃肠功能良好

所谓拉得快，就是大小便通畅，解便畅快的意思，即便意来时，能快速排泄大小便，且感觉轻松自如，在精神上有一种良好的感觉，便后没有疲劳感，说明胃肠功能好。

尿的正常颜色是淡黄色。出汗后或早起第一次尿的颜色较深，但只要多摄取水分，颜色就会变浅。有以上正常变化，则表明肾脏功能良好。如果出现血尿、茶褐色的尿或白浊不透明的尿时，应即时就医诊治。

大便的颜色或因食物之别多少有些不同，但如果出现与食物无关的变化，就应该注意了。如出现染有血液的红色大便，或颜色呈焦黑状时，很可能是胃肠出血所致，千万不可忽略了这个疾病的征兆。此外，灰白色的大便是肝脏或胆囊有病的征兆。慢性拉肚子，或拉肚子、便秘的情形反复出现，不但极为伤神，且有大肠方面患病之疑，应引起注意。时常有便秘的情形发生时，就应该检查一下，是否植物纤维摄取有所不足，或是有水分不足、运动不足等情况。

睡得快，倒头就睡中枢神经无大碍

所谓睡得快，就是入睡自然舒畅，一觉睡到天亮。醒后头脑清醒，精神饱满，身心都健康。快眠说明神经系统的兴奋、抑制功能协调，且内脏无病理信息干扰。

睡得快重要的是质量，如果一躺在床上便不自觉地思考问题，很难入睡；入睡后稍有响动就会醒来；清晰地记得自己做的梦，醒来时感觉很累；醒得很早，一醒就睡不着了；稍微遇到自己计划和设想之外的事，就失眠；只能在自己习惯的床上睡，换个地方就睡不好；某一天加了个夜班，就导致后来的几天睡眠不好；服用安眠药才能入睡；睡的时间过多，且睡后仍感乏力不爽，以上症状则是心理生理的病态表现。出现以上症状就要检查一下自

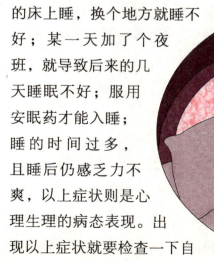

己精神方面是否有紊乱或紧张的倾向。这时候应该找出一个在身心方面能够自我舒解的方法，如做适度运动或喝点有效的睡前酒。

此外，周围环境的嘈杂不安，或对眼睛给予刺激，枕头的高度及皮肤接触被褥的感觉等，都会令人不能安眠。因此应该用心去营造一个利于安眠的睡眠环境。

说得快，说话流利表示心肺功能正常

所谓说得快，是指说话流利，语言表达准确、有中心，头脑清楚，思维敏捷，说话不觉吃力，没有有话说而又不想说的疲倦之感，没有头脑迟钝、词不达意现象。说得快表示中气充足，心肺功能正常。

如果经常不想说话，或说话无力，声音低沉，觉得累，脸色还略显苍白，则是由于中气不足造成的，即中医所说的"气虚"。凡气虚之人，宜吃具有补气作用的食物，宜吃性平味甘或甘温之物，宜吃营养丰富、容易消化的平补食品。如山药、人参、粳米、花生、牛肉、狗肉、鸡肉、葡萄、大枣、樱桃等。忌吃生冷性凉食品，忌吃油腻厚味、辛辣食物。

行得快，活动敏捷表示精力旺盛

所谓行得快是指行动自如、协调，迈步轻松、有力，转体敏捷，反应迅速，动作流畅。快行表明躯体和四肢状况良好，精力充沛旺盛。

一旦无缘无故行动迟缓，感到四肢酸软无力，中老年朋友则要注意检查身体是否不适，或患有疾病。因诸多病变导致身体衰弱，均先从下肢开始，如：人患有关节疾病时，行动缓慢，四肢酸痛；患有内脏疾病时，下肢常有沉重感；心情焦虑，精神抑郁，则往往感到四肢乏力、步履沉重等。

第三节 简单有效的一日养生法

起床前,做一做"叩齿咽津功"

想把养生运动融入到日常生活中其实很容易,例如一觉醒来,在起床前就有许多强身健体的小动作可做,尤其是老年人,由于年纪大了,脾胃变得虚弱,常会出现一些消化不良、腹泻等问题,趁着清晨初醒,多做些叩齿、咽津动作,长期坚持,对强肾、固齿、健脾大有裨益。

中医理论认为,牙齿与肾脏关系密切。"肾主骨,齿为骨之余。"意思是说肾脏能支持骨骼生长和骨髓的生成。而牙齿是人体骨骼的一部分,牙齿松动,与肾气虚衰及气血不足有关。常叩牙齿,能强肾固精、平衡阴阳、疏通气血、畅通经络,从而增强机体的健康。宋朝大诗人苏东坡也有叩齿健身的习惯,他曾说:"一过半夜,披上上衣面朝东南,盘腿而坐,叩齿三十六下,当会神清气爽。"乾隆皇帝是清朝在位最久、寿命最长的皇帝,他的长寿秘诀之一也为"齿宜常叩"。

金代脾胃大家李东垣在《脾胃论·脾胃盛衰论》中指出:"百

病皆由脾胃衰而生也。"叩齿能健脾胃表现为两个方面：一是叩齿能健齿。齿健，则食物易被嚼细，胃负减轻，从而养胃；二是脾"在液为涎"，与胃相表里，涎为口津，是唾液中较清稀的部分，具有帮助食物消化的功能。叩齿催生唾液，咽之有助于胃腐熟水谷和脾的"运化、升清"，减轻脾胃的负担，达到健脾胃的目的。

叩齿咽津除了强肾健脾外，还有养容养颜的功效。叩齿可活动面肌，加强面部血液循环，改善面肤的营养，进而美颜。发的生长赖于精血，精血充盈，则发长而光泽；精血虚衰，则发白而脱落。肾藏精，"其华在发"，叩齿可使肾精充盈而荣发。

叩齿咽津的要领也很简单，具体操作方法如下：

1. 准备 清晨初醒后，先不说话不起身，平躺在床上，将四肢放松，集中精神，心神合一。然后调匀呼吸，鼻吸口呼，轻吐三口气。

2. 叩齿 将口唇轻闭，上下门牙先叩击9次，然后左侧上下牙齿叩击9次，右侧上下齿叩击9次，最后上下门齿再叩击9次。

3. 搅舌 将舌头贴着上下牙床、牙龈、牙面来回搅动，顺时针9次，逆时针9次，左右各18次。

4. 漱津 搅舌后口中津液渐多，口含唾液用两腮作漱口动作36次。

5. 咽津 漱津动作做完后，将津液分三次缓缓咽下，注意在吞咽时，意念要守住丹田，好像把唾液送到丹田一样。

> **提示**
>
> 叩齿咽津一般可于每天起床前及晚间睡眠前练习，也可以在午间休息、上班休息时间练习，或在上班乘车途中，排队办事之时偷闲练习。叩齿时注意不要用力过度，以免损伤到牙根或咬伤牙龈。这一健身方法简便易行，不占用专门的时间，也不用任何器械，每天坚持下来，便能达到强肾、固齿、健脾的效果。

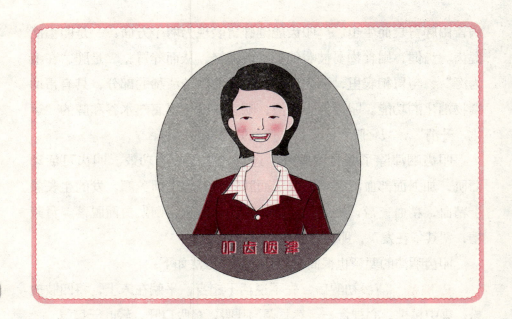

洗脸后，对镜做"梳头功"

梳头恐怕是大家天天都在做的自我整理工作，不仅能美化外表，还有很好的保健功效。传统的经络学说认为，人体的十二经脉和奇经八脉都会于头部，穴位有几十个。通过梳头，可使头部毛细血管扩张，加速血液循环，保持大脑清醒，更重要的是刺激穴位，能起到类似针刺和按摩的作用，畅通经气，调整气血功能，防治疾病。

梳头的梳子应尽量采用木梳，梳齿不要过坚和过密。梳理时用力要适度，不宜太轻也不可过重，梳理速度，不能过快也不可过慢，每次梳理时都要做到快慢适中，用力适度，梳到意到。先由前向后，再中间向两边梳，如此循环往复。

1. 梳理头的前发际线

胃肠不好的中老年人在梳理前发际线时，特别是经过额角处的头维穴时，通常会明显感觉疼痛，而且敏感者在此过程中会打嗝，因此，胃肠不好的人要常梳、多梳前发际线。在发际线上下一寸左右的部位梳理，不少于100下，将此处梳至头皮微热，对胃肠有很好的保健作用。

2. 梳理头顶

头顶正中有一个百会穴，它是督脉的主要穴位，也是全身阳经和督脉的阳气在此交会的穴位，因此只要是血液不足、血虚的人，头顶摸上去都会感觉疼痛，越是疼痛明显，说明血液亏虚得越严重。每天早晨梳理头顶区100～200下，就能梳通全身的阳经，不仅能补虚、降压、醒脑，还能治疗失眠、健忘、鼻塞、脱肛、痔疮等。

3. 梳理头的两侧

头的两侧主要是三焦经和胆经循行的部位。梳理头的两侧时有明显疼痛感的人，除了肝胆有毛病外，大多数还有淤滞的症状，如胸闷、气胀、乳房小叶增生等，因此，梳理头部两侧能起到宽胸、通经络的作用。两侧都要梳理不少于100下，这样才能将此处梳热，达到治疗效果。

4. 梳理头的后部

梳理头的后部感到疼痛的人，多数是膀胱经经血不足者，与肾虚、肾亏有直接关系，因为肾虚、肾亏会导致血上头的力量不足，从而造成后颈、后头部的供血不足，引起此处僵硬、酸痛。因此，在头后部梳理100～200下，将此处的经络疏通后，会明显感到头脑清晰、肩颈放松。

此外，用手指经常梳理头发也是非常好的方式，通过对头皮的梳理按摩，起到行气活血的功效。如果头发已经很脏，或者感觉很痒，不可通过梳头来清洁，唯一的办法就是立刻洗头。梳子必须经常清洗，保持干净，提倡每人一梳。梳子忌在水中长时间浸泡，清洗后，应立即用干毛巾擦拭干净，置放阴凉处晾干。

晨练前，慢慢喝下400毫升温开水

许多中老年人都有晨起锻炼身体的好习惯。但不要起床太早，因为凌晨四五点钟人机体基础代谢水平最低，此时锻炼身体，不仅难以调动机体的积极因素，还易诱发疾病。此外，因为经过一夜睡眠休息后，由于呼吸、排尿和皮肤的蒸发，体内水分丢失很多，致使血容量不足，血液黏稠度增高，微循环淤滞。在这种状态下运动极易诱发心脑血管疾病，尤其是患有高血压、心脏病的人更应注意。而晨起喝杯温水可以促进代谢，帮助肠胃蠕动，使排便顺畅，还可以稀释过浓的血液，平衡电解质，稳定血压。同时促进肝肾功能代谢，并清洁体内垃圾，从而提高机体的抗病能力，大大降低心脑血管疾病的发病率。

饮水的方法很简单，每天晨起后饮用新鲜温开水300～500毫升。千万不要在大清早就喝冰水，喝了冰水不仅达不到养生效果，反而事与愿违，贻害无穷。喝水速度要稍缓慢，以不感到胃胀为宜。因为人体睡眠时胃肠蠕动很慢，也处于休整状态，所以要给胃肠一个适应运动的过程。如果速度太快，一口气灌下大量的水，就容易造成身体尤其是肾脏的负担；容易胃胀气、脾胃功能较弱的人也不要一次喝太多水。饮水后运动量不宜太大，要根据年龄和自身状况选择运动量和运动方式，一般不主张汗流浃背，以微汗为宜。

做晨练，早上全身活动30分钟

适当的晨练是"活力之源"，是一天活动的首次启动，具有"开关效应"。轻度晨练可使人全天充满活力、生机勃勃，并能增强幽默风趣感及艺术感染力，不易出现内分泌紊乱，并有减少焦虑、改善睡眠质量的作用。

晨练时可以做一下医疗保健操、五禽戏、八段锦、太极拳、散步等，可随自己的爱好选择，以活动筋骨，时间以30分钟为宜。晨练应有度，微汗即止，才可见效。

晨练应注意以下几点：

1. 晨练不可过早

晨练而"闻鸡起舞"的人甚至三四点钟即爬起来锻炼，然后再回去睡个"回笼觉"。这不但易受空气污染，还会使生物钟错乱，导致疲劳、早衰。因为日出前地面空气污染最重且此时氧气也少。日出后绿色植物开始光合作用，吸入二氧化碳吐出氧气，空气方达清新，这时才是晨练的最佳时间。

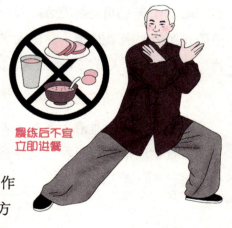

晨练后不宜立即进餐

不要在空腹或饱腹状态下晨练，可适当吃些食物，如面包、牛奶、鸡蛋及水果，吃至半饱后到户外进行晨练。

2. 晨练过程中不宜听广播

晨练过程中不宜听广播，否则会影响大脑皮质感觉中枢对运动刺激信息反馈的稳定性和皮质运动中枢下达"命令"的准确性，破坏中枢神经系统持续稳定的兴奋性，造成运动情绪上的不规则波动，打破机体系统的调节规律，使晨练效果大打折扣。

3. 雨雾天气不宜晨练

现在的"雾"与过去的"水雾"不同，由于污染严重，现在多为"污染雾"，细小的雾滴含有大量污染物质和致病菌，晨练时呼吸量增加，会吸入更多的污染物。严重者会产生呼吸困难、胸闷、心悸等。心脏病、脑血管病尤其不应外出晨练。

4. 气温过低不宜晨练

冬季早晨若气温过低，或气温突降不宜晨练，尤其是老人、体弱者，体温调节能力差，受冷易病，老年人还应注意御寒。

5. 阴雨天不宜在林中晨练

虽然雨天仍可进行晨练，但不宜在树林中锻炼，因树木此时未受阳光照射仍吸氧吐碳，会使人二氧化碳中毒。同时，也不宜在马路边、工厂附近、人群密集处晨练，因此处污染严重有害健康。

6. 晨练后不宜立即进餐

晨练后，人体血液大多在体表血管内，胃肠道血流量相对很小，不利于食物的消化、吸收，这时进食，会给消化系统增加负担，易产生腹胀、恶心等症状。

吃三餐，一日三餐吃饭各有讲究

有规律的一日三餐对于每个人来说都非常重要。《千金要方》中说："饮食以时。"意思就是说，饮食一定要定时，有规律，这样才能使身体及时获得维持生命的营养素。中国人传统的膳食习惯每日进餐分为三次，并且有"早餐吃好，午餐吃饱，晚餐吃少"的说法，这也是把人体一日内需要的热能和营养素合理地分配到一日三餐中去。可以说，一日三餐吃好了是养护好我们脾胃的基石。可是到底怎样吃才能把一日三餐吃好呢？

1. 早餐吃好

《琐碎录》中说："朝不可虚，暮不可实。"意思是说早上不可饿肚子，晚上也不能吃得太多。可是生活中有许多人不吃早餐，尤其是上班族，殊不知这种习惯正慢慢吞噬着你的健康。为什么呢？早晨太阳东升，整个天地之间的阳气占了主导地位，人体也是一样，正处于阳盛阴衰之时。这个时候就应该适当补点阴，而食物属阴，因此吃早饭正好可以调和人体的阴阳。吃早餐的黄金时间应选在7～9点，因为这时候是胃经当令的时间，如果上午9点之前没有吃早饭，那么到9～11点脾经当令时，脾就只能空运转了，因为它没有东西可以运送到人体五脏，这时人就会感觉到头晕了。因此吃早点是有益健康的。早饭要吃好，并不是说要我们吃大鱼大肉、山珍海味，而是要吃得舒心，最好饮食清淡一些，喝一些粥，如米粥、豆浆等。

2. 午餐吃饱

对于那些不吃早餐的人来说，到中午时也该饿了，午餐一般会好好补充一下油水，好好安慰一下自己的胃，于是海吃豪饮，吃得过饱，这种饮食方式难免让脾胃受累。凡事都有个度，"午餐吃饱"不是让吃得过饱，而是要吃八分饱为宜，在定量的同时，还要注意食物的营养搭配。如多吃蛋白质、胆碱含量高的肉类、禽类、鱼类、蛋类、豆制品等，因为这类食物能健脑益智，对促进理解和记忆功能有很大帮助。午餐最好在下午1点以前吃完，因为下午1～3点是小肠经当令，是护养小肠的最佳时段。如果在未时之前吃完午餐，可以在小肠精力最旺盛的时候把营养物质都吸收进人体。此外，午餐前要喝些汤,这样可以很好地调摄胃气。

3.晚餐吃少

晚上少吃才最健康。《黄帝内经》说"人卧血归于肝",就是说我们晚上休息的时候,血都到肝上去"帮忙"了,脾胃的气血自然也就少了,它的消化能力就会下降,如果晚餐吃得过饱,食物消化不了就会堆积,人慢慢地就会长胖。《黄帝内经》中还有"胃不和则卧不安"的说法。意思是说胃肠不调和,人就睡不安稳。夜食过饱就是"胃不和"的原因之一。由于过多的食物会使脾胃充盈胀满,而"脾眠不转"状态又无法很快消化这些食物,于是人就会辗转难眠,噩梦纠缠。吃晚餐的最佳时间是在下午5~7点,不可太晚,否则就会导致"胃不和则卧不安"。晚餐不可吃得过好,还不宜吃辛辣热性的东西,如葱、蒜、姜、胡荽等蔬菜。因为"辛气归目",这些辛辣食品将不利于人的眼睛。晚餐总的原则是宜少不宜多,可选择一些清淡的食物,如汤粥类的食品,辅以一些小菜,既清淡爽口、营养丰富,又容易被人体消化吸收,还不会增加胃肠的负担。

总而言之,三餐吃好,才能为我们的脾胃及身体健康夯实根基,从而让我们的人生更快乐。

要午休,睡个子午觉神仙也觉香

子时与午时都应该睡觉,子午觉的原则就是子时大睡,午时小憩。《黄帝内经》认为,半夜子时是营气与卫气在体内交会的时刻,这个时候,人应该处在睡眠之中。子时就是夜间11点到凌晨1点,这个时间段,足少阳胆经当班。子时睡得足,黑眼圈不露。中医理论认为："肝之余气，泄于明胆，聚而成精。"人在子时前入睡，胆方能完成代谢。"胆汁有多清，脑就有多清。"子时前入睡者，晨醒后头脑清晰，气色红润，没有黑眼圈。反之，常于子时内不能入睡者，则气色青白，眼眶昏黑。同时因胆汁排毒代谢不良更容易生成结石。因此，晚睡也好，开夜车也好，夜间11点到1点之间一定要睡觉。

午时是指一天中的11～13点，这个时间段，手少阴心经当班。午时是人体阳气最旺盛而阴气最衰弱的时刻，中医学称为"阴阳交替"之时，须小心谨慎地保养体内衰弱之阴气，不使其耗散。而保养阴气最好的办法，莫过于静卧休息。因此，午时小憩片刻，静待阴阳交替，对于养生是有很大益处的。

晚饭后，热水泡脚舒筋活血保安康

脚与人的健康密切相关。中医的经络学认为，连接人体五脏六腑的12条经脉中，有6条起止于脚上，并与脚上的66个穴位相贯通，刺激足部的穴位与敏感区，通过经脉传至五脏六腑，引导气血，能达到调节阴阳平衡的作用。可以说脚部相当于内脏的调理专家、支持平台，我们可以把泡脚称为"内脏按摩"。如果选用适当的中药泡脚，可起到抗衰老、促睡眠、美容颜、去紧张、防劳累等功效。

吃过晚饭，烧上一盆水，边泡脚边看电视，这是许多人的喜好，有的人一泡就是一两个小时。然而，有关专家表示，脚是人体的"第二心脏"，保护它要讲究科学。泡脚时应注意以下几点：

1. 泡脚前先将脚洗干净，水温维持在39℃～45℃，要随时添加热水。因为脚底皮肤较厚，所以温度稍高无妨，但以不过烫为原则，不要勉强自己去忍受太高的温度。尤其老人脚部感觉比较迟钝，对于温热改变有时会浑然不觉而发生烫伤的意外，因此建议老人在泡脚时要有家人陪伴。

2. 泡脚时间不能太长，最多30分钟，否则双脚的局部血液循环长时间过快，会造成身体其他部位相对缺血，老人有可能因脑供血不足而昏厥。

3. 要注意饭后半小时内不宜泡脚，它会影响胃部血液的供给，长期下来会使老人营养不良。

4. 泡脚后不能马上睡觉。趁着双脚发热的时候揉揉脚底，及时穿好袜子保暖，待全身热度缓缓降低后再入睡效果最好。

5. 老人泡脚最好用较深、底部面积较大的木质桶，能让双脚舒服地平放进去，而且要让水直浸泡到小腿。

在热水泡脚的同时，如果能在热水中加上中药，对某些老年慢性病患者来说，还能起到事半功倍的强身保健作用。以下推荐几种配制方法简单的泡脚药方：

气虚的老人可选用党参、黄芪、白术等补气药。高血压患者宜将菊花、枸杞子、桑叶枝、丹参等与冰片少许煎药泡脚。一些老人冬季需要活血补肾，可选择当归、赤芍、红花、川断等。有些老人到冬天皮肤干燥，容易皲裂，可选择桂枝、银花、红花等中药。上述中药每样取用15~20克，用沙锅煎煮，然后将煎好的药液去渣倒进桶里，再加入热水，每天浸泡30分钟。

中药泡脚一定不要用金属和塑料盆，否则药液有效成分会损失一部分。皮肤有破损、伤口时要暂停泡药（皮肤干皲破裂的情况除外）。中药泡脚只能起辅助治疗的作用，中老年朋友千万不要把它当做治病的主要方法，以免耽误病情。

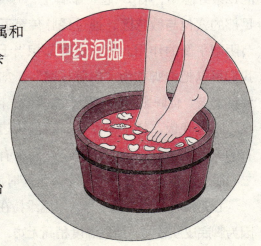

泡脚后，足部保健延年益寿有奇效

泡脚后一定要记得擦干脚上的水分，别让水分蒸发带走体内的热量。在用毛巾擦干脚后，要进行足部按摩。足部按摩可以促使足部血脉通畅，增强足部抵抗力，预防脚部冻疮，治疗脚气病，消除疲劳，有助于安眠，同时还能够强壮五脏六腑，补虚强身。

进行足部按摩时应采取坐位，按摩足背时一腿伸直，被按摩腿弯曲，用脚跟支撑于床面。按摩脚趾、脚底时，其脚外踝靠于另一大腿上。具体可进行如下操作：

1. 梳摩足背

以食指至小指分别置于各趾缝间，沿骨间隙自下向上，反复梳摩至解溪穴20～30次。

2. 握趾屈踝

用一手握住足趾，另一手紧握足踝内外侧，做左右旋转运动，旋转20～30次。

3. 擦足底部

将手部的小鱼际肌按在足心处，做上下推擦，至足底发热为止。然后换另一只脚，方法同前。

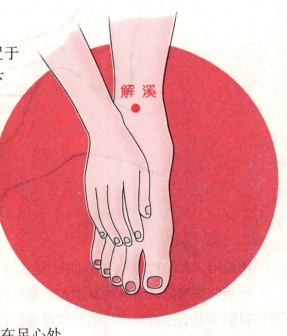

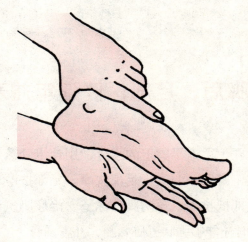

4. 蹬擦足底

躺在床上,用一只脚的足跟蹬擦另一足底处,重点蹬涌泉穴(足底心前1/3交界处)约1分钟。然后换另一脚蹬擦。

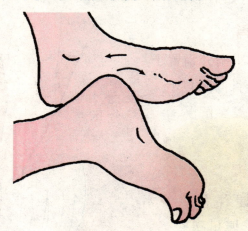

5. 捏趾甲角

用拇指、食指的指尖,相对用力轮流捏10脚趾的趾甲角约1分钟。

经足部按摩后,所有内脏组织的新陈代谢加强,血液浓度增加,哪怕胃很虚弱、不喜欢喝水的被按摩者,都会干渴难耐,这是很理想的反应,机体自然地要求补充水分,以帮助肾脏排除体内脂肪、蛋白质等分解代谢时产生的毒素。此外,足部局部皮肤感染、溃烂,出血性疾病，急性传染病，肺结核活动期，性病，食物中毒，急性心肌梗塞，严重的心、肾衰竭，肝坏死等危重患者，禁用足部按摩。

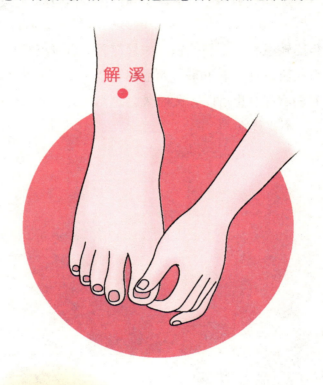

 睡觉前，心灵自然放松后再就寝

临睡前要静坐10分钟。在这十分钟里，在屋内找一个较安静的地方静静地坐下来，不必发功，也不必练气，纯粹的放松身体，什么事也不想，因此简单易学，人人可做，不必担心会不会坐到岔气，或是走火入魔之类的困扰。如果你做不到什么也不想，那么你也可以想一些让人愉快的人或事。

静坐是一种归零的活动。归零就是将你心中的垃圾倒干净。没有了喧嚣的扰攘，没有了孩子的哭闹，没有了紧迫盯人、按时吃药的催促，也没有了工作的烦恼，心情自然轻松，心灵自然可以恢复平静，让身体跟心灵一起放松。常常静坐的人一般精神比较好，不容易疲倦，脾气也比较温和，不易动怒。如果你懂一点调整气息的方法，可以试着让自己快一点平静下来，如果你完全不懂，那就数数自己的呼吸，或是完全不理它也可以，久而久之，你就会形成静坐的习惯。需要提醒的是，不要着凉。

第二章

饮食：健康需要一点"吃"心

中医讲"饮食者，人之命脉也"，可见饮食的重要性。但是怎样吃身体才健康，生命才长寿，这个问题对于许多人来说并不十分清楚。正如有些人洗了一辈子的脸，当你问他怎样洗脸才科学时，他未必能有个圆满的回答。同样，饭尽管人人天天都在吃，很多人也未必搞得清怎样吃才科学。"病从口入"一语道破了饮食也是导致我们人体疾病发生的重要原因，因此，为了健康，中老年人在饮食上需要多一点"吃"心。

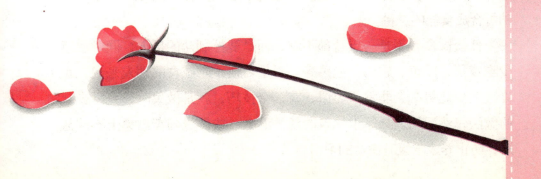

第一节 烹饪加工：吃吃喝喝有妙招

少吃咸，每天摄盐量别超过6克

因年龄逐渐增长，老年人会出现不同程度的舌苔变厚，造成味觉功能退化，吃饭时常常觉得口淡无味。因此，老年人总喜欢重口味的食物，炒菜、烧汤时放盐较多，咸菜、腌菜、腐乳、豆瓣、韭菜花等也成为餐桌上必不可少的佐餐必备品，只有这样，才吃得有滋有味。

众所周知，过多摄入盐容易诱发高血压、心脑血管疾病。吃盐过多还会导致骨质疏松、糖尿病、胃病等。因此，中老年朋友为了自己的健康着想，最好还是学会积极主动地低盐饮食，严格控制盐的摄入量。世界卫生组织规定，成人每日钠盐摄入量应不超过6克。对于中老年人来说，每人每日尽量不要超过5克。5克盐是多少呢？即相当于普通啤酒瓶盖去掉胶垫后的食盐量，这包括烹调用盐及其他食物中所含钠折合成食盐的总量。

低盐饮食并不是一点盐都不吃，而是要控制盐的摄入，同时注意少吃咸菜、咸鱼、咸肉、泡菜等。对于习惯于吃咸食的朋友来说，也许突然少盐势必会非常不习惯，有一个技巧，就是做菜时，先以少盐的做法，然后用调味厚重一点的汤汁淋上，或做成勾芡。桌上不放盐瓶，防止养成吃饭时撒盐的习惯。

多食素，留住蔬菜营养素的窍门

日常生活中，有许多被我们忽略的小细节却是营养健康的大禁忌，如一些不正确的保存、烹调方法等，会让蔬菜中大量维生素在不知不觉中受到破坏，甚至全部失掉。那么，有哪些留住蔬菜营养素的方法呢？

1. 低温保存

新鲜蔬菜买回家后，如果没能及时吃掉，蔬菜中的维生素就会慢慢损失掉一部分。如菠菜在20℃时存放若干天，维生素C损失可达80%。因此，蔬菜买回后应放在阴凉干燥处，并尽快食用。

2. 先洗后切

如把整棵菜或整片菜叶先用清水洗净，然后再切，这样就可减少维生素C和其他水溶性维生素的损失。反之，先切后洗，并切得很碎，甚至把切好的菜长时间浸泡在水中，由于大大增加了蔬菜的损伤面和与水接触的面积、接触时间，必然使维生素C等大量溶于水而失去。故蔬菜应先洗后切。

3. 旺火速炒

蔬菜尤其是绿叶蔬菜，应采用旺火速炒的方法，即加热温度为200℃～250℃，加热时间不超过5分钟。这样可以防止维生素和可溶性营养成分的流失。旺火速炒，锅内温度高，可使蔬菜组织内的氧化酶迅速变性失活，防止维生素C因酶促氧化而损失。据测定，叶类蔬菜用旺火速炒的方法，可使维生素C保存率达到60%～80%；维生素B_2和胡萝卜素可保留76%~94%。若炒后再焖，菜里的维生素C会损失将近60%。所以，炒菜要用旺火。这样炒出来的菜，不仅色美味香，营养损失也少。烧菜时加少许醋，也有利于维生素C的保存。

4. 现炒现吃

有些人为节省时间，喜欢提前把菜烧好，然后在锅里温着等家人回来再吃或下顿热着吃。其实蔬菜中的维生素B_1在烧好后温热的过程中，可损失25%。烧好的白菜若温热15分钟，维生素C可损失25%，保温30分钟会损失10%，若延长到1小时，会损失掉20%，溶解在菜汤中损失25%，如果再在火上温热15分钟，会再损失20%，共计65%。那么，从青菜中得到的维生素就所剩无几了。因此，蔬菜应现炒现吃，避免反复加热。

5. 吃菜喝汤

炒菜时，许多维生素会溶解在菜汤里，但许多人爱吃蔬菜却不爱喝菜汤，这就将大量的维生素白白浪费掉了。以维生素C为例，白菜炒好后，维生素C会有70%溶解在汤里；新鲜豌豆放在水里煮沸3分钟，维生素C有50%溶在汤里。因此，平时吃菜时最好把汤也一并喝下。

冷藏品，冰冻食物不要重复解冻

如今，冰箱已成为许多家庭必不可少的电器之一。许多中老年朋友喜欢将一次性购买的鸡、鸭、鱼、肉等食物大块地直接放入冰箱冷冻室冷冻，等烹调时再拿出来解冻。但由于购买时没有计划好，食物短时间内吃不完，结果反复解冻、反复冷冻或长时间存放在冰箱内的情况经常发生。实际上，各种冷冻食品，一经解冻后宜尽快烹饪，不宜存放过久。尤其不要化了再冻、冻了又化，循环往复，因为这种反复解冻食物的方法是很不科学的。

食物在冷冻条件下，受水分结晶影响，食物的组织细胞已遭破坏，一旦解冻，被破坏的组织细胞会渗出大量蛋白质，形成细菌繁殖的温床，以致解冻过的食物相比未经冷冻、解冻的同类产品，其腐败速度要快，同时也使食物的口感变差。长期食用这样的食物，是无法满足身体对于多种营养素的需要的。而且食物一经升温解冻，鲜肉水分大量失散，若再次冷冻则很少有水参与，只有细胞中原生质，比如，肉质中的纤维质和脂肪起到冰冻的作用，肉中许多营养成分丧失，食之口感降低。食品经反复冷冻、解冻，流失的汁液中除了蛋白质外，无机盐和维生素等都会降低，食品营养价值损失更加严重。

因此，平时冷冻食物时要做好计划，不要为了方便一次性购买大量食物放入冰箱。如果不得不冷冻大量食物，可以将肉类分成小块，用保鲜纸包装后再放入冰箱，吃多少拿多少。这样就可以最大限度地保持食物原有的色、香、味和营养成分。

提 示

解冻食物时不要用热水直接泡食物，否则温度急速上升，食物的营养成分会随着水流外泄。正确的做法是将冷冻食品放入适量温盐水中1～2个小时。经过这样处理的冷冻食品，尤其是冻鱼冻肉，仍可以保持色、味、营养俱佳的状态。

做炖菜，烹制得法更香更营养

"炖"是指把食物原料加入汤水及调味品，先用旺火烧沸，然后转成中小火，长时间烧煮的烹调方法。炖煮的时间，可根据食材的性质而定，一般2～3个小时为宜。常食炖菜，不仅能补充人体需要的各种蛋白质、脂肪、维生素、矿物质等营养物质，还可达到保暖的目的，起到疏通经络、平衡脏腑的功效，对中老年人滋补身体、预防疾病尤为有益。

为了使炖菜更加美味可口，保证食材中的营养物质不宜流失，烹制炖菜时应注意以下几点：

1. 炖制前需要将肉进行焯水，以清除肉中的血污、浮沫和异味。

2. 选用以畜禽肉类等主料，加工成大块或整块，不宜切小切细，但可制成茸泥，制成丸子状。

3. 炖猪肉时不要用旺火猛煮，这是因为肉块遇到急剧的高热，肌纤维变硬，肉块就不易煮烂，而且猪肉中的芳香物质会随猛煮时的水汽蒸发掉，使香味减少。

4. 在炖牛肉的时候，应该使用热水，这样可以使牛肉表面的蛋白质迅速凝固，防止肉中氨基酸流失，保持肉味鲜美。

5. 在炖鱼时，将先要放入的调料用水烧开，然后再将鱼放入锅里，适当加一汤匙牛奶，不仅可去除腥味，还能使鱼肉变得酥软鲜嫩，鱼汤乳白味美。

6. 不宜在中途添加冷水，否则正在加热的肉类遇冷收缩，蛋白质不易溶解，汤就失去了原有的鲜香味。

7. 不要放盐过早，否则会使肉中的蛋白质凝固，不易溶解，降低炖品的营养价值。

此外，炖煮的时间不宜过长，否则会使炖菜的营养成分丢失，达不到营养饮食的标准，这些都是烹制炖菜时需要注意的。

粥饭不放碱，健康比好吃更重要

为了把粥煮得又黏又香，许多人喜欢往锅里加点碱。尤其是年纪较大的人，煮大米豆粥时觉得豆子不易烂，更是养成了往粥里放碱的习惯。这样做，粥是好吃了，但粥里面的营养成分却减少了。

不放碱的粥往往不如放碱的粥吃起来香，主要是因为谷物中的淀粉是以淀粉粒的形式存在的，外层由含蛋白质的膜包裹着。如果这层膜不被充分破坏，其中的淀粉就不能充分溶出，从而使米粒不散、黏度不够。煮粥加碱的作用就是破坏淀粉粒的蛋白膜，把其中的淀粉全部释放出来，提高粥的黏度。可这样一来，米中的维生素B_1、维生素B_2、烟酸、维生素C和蛋白质等营养素也被破坏掉了。中老年朋友如果经常吃加碱熬煮的粥饭，久而久之，就会出现各种维生素缺乏症，如缺乏维生素B_1造成的脚气病、消化不良、身体无力或水肿，缺乏维生素B_2造成的嘴角溃烂、舌头麻木；缺乏维生素C造成的牙龈肿胀出血等，都与熬粥煮饭时经常放碱有很大的关系。

因此，煮米粥时最好别放碱，用点碎山楂代替，既能让粥又黏又香，还不会破坏其中的营养物质。

提示

煮玉米粥时，可以适当地加点碱。这样虽然会破坏维生素B_1，但能让玉米中的尼克酸大量释放出来。尼克酸也是一种重要的维生素，对健康有很大好处。何况，玉米中的维生素B_1含量较多，即使被破坏一些，也不妨碍它的营养价值。

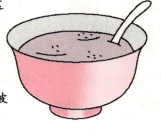

做熟食，最好要用竹菜板切

切熟食时，许多家庭习惯用传统的木菜板，也有很多年轻人青睐塑料菜板。其实，传统沿用的木菜板并不安全，如有一些木质比较疏松的菜板，表面容易产生刀痕，清洁不彻底的话，很容易藏污纳垢，滋生细菌，污染食物。再如用乌柏木制作的菜板，因乌柏木中含有有毒物质，用它切熟食会污染菜肴，容易引起呕吐、腹痛、头昏等症状。塑料菜板虽然轻便、美观，但如长期不干燥，则容易滋生细菌，也不适合用来切熟食。而新兴的竹菜板不仅轻便、光洁，还有抑菌的功能。

竹菜板经高温高压处理，具有不变形、不开裂、耐磨、坚硬、韧性好等优点，使用起来卫生、轻便、气味清香。从中医角度来讲，竹子性寒，味甘淡，具有一定的抑制细菌繁殖作用。所以，切熟食时，竹菜板是比较理想的选择。

在选购竹菜板时，不要买那种颜色特别白的，最好先闻一下菜板的气味，如果有股酸酸的味道，很可能是用硫磺熏蒸漂白过的，或是粘合的，而粘合的胶水中含有害的物质。最好选择无胶水粘合的，即完全采取用螺栓紧固工艺或竹签连接加固的竹菜板。

每天用竹菜板切完菜后，最好给菜板消消毒，可以采用以下方法：

1. 刮板浸盐法　每次使用菜板之后（特别是剁肉馅后），刮去表面的食物残渣、余汁，用清水刷洗，然后放入盐水（浓度15%左右）中浸泡2小时，再取出晾干，这样不仅可以杀死细菌，还能防止菜板干裂。

2. 洗烫法　用硬刷和清水刷洗菜板，再用沸水烫一下，放在阳光下晾晒，不给细菌以栖息之地。

提　示

需要注意的是，如果是用胶水粘合的竹菜板，最好不要放在热水中煮，以免菜板裂开。

涮羊肉，老点总比不熟更健康

在寒冷的冬季，许多人都喜欢吃涮羊肉来滋补身体，中老年人也不例外。羊肉中含有优质完全蛋白质11.1%，含脂肪28.8%，还含有无机盐、钙、磷、铁以及维生素B、维生素A和烟酸等营养成分。中医认为，羊肉是食疗的良药，有益气补虚、温中暖下、补肾壮阳等多种疗效。多吃羊肉能够起到帮助消化、保护肠胃、抵御风寒等功效。不过需要注意的是，食用涮羊肉也是有讲究的。有些人只是把羊肉放在锅中稍微煮一下就捞出来吃了，认为这样吃肉比较鲜嫩，其实这种做法是不科学的。

旋毛虫病是人畜共患的一种寄生虫病，患病者通常会引起十二指肠炎，出现腹泻、恶心、呕吐、厌食等症状。其病症与感冒相似，因此常被误诊，也被很多人忽视。在吃涮羊肉时，如果食用了含有旋毛虫囊包的不熟的羊肉，其幼虫便会很快地在人体消化道内发育为成虫，随后会产出成千上万只幼虫，通过肠黏膜小血管随血液流至全身，最后到肌肉里定居。其存活时间可达10年之久。幼虫随血液循环转移时，会对人的脑部、心脏、肾、全身肌肉等部位造成严重的影响，病情严重的还可能会危及生命。

因此，为了避免受到旋毛虫病的困扰，建议中老年朋友还是不要吃未熟透的羊肉。此外，在食用羊肉的时候，还需要注意以下几点：

1. 羊肉不宜搭配醋食用，这样的搭配吃起来虽然爽口不腻，但是会破坏两者的食疗作用，还会产生对人体有害的物质。

2. 羊肉不可烧焦烤煳，更不宜用明火熏烤，这样制作出的羊肉不仅口感老，失去原有鲜味，而且在烹饪时还会产生致癌物质，长时间食用易患癌症。

此外，羊肉不可与西瓜一同食用，否则很可能会大伤元气。

炒扁豆，别着急煮熟再吃

扁豆又称为"芸豆"、"四季豆"等，是家庭中常见的菜肴之一。但在食用扁豆的时候，一定要煮熟再吃，否则就会引起食物中毒。

扁豆之所以会致食物中毒，是由于它含有两种毒素，一种是皂素，另一种是豆素。豆素会刺激消化道黏膜，引起充血、肿胀及出血性炎症，皂素是豆类毒蛋白，具有凝集红血球和溶解红血球的作用。食用未熟透的扁豆时感觉有生味或苦硬感、涩感等均因存在上述毒素的缘故。尤其爆炒类菜和凉拌菜等，加热不透，看起来油亮、青绿浓郁，很美观，较诱人食欲，这是内含的皂素和豆素等未被完全破坏的表现，吃后使人发生中毒，轻者呕吐、腹泻、肚子疼痛，重者休克乃至死亡。不管是皂素还是豆素均容易被高温破坏，只要将扁豆经过较长时间的加热处理，就能除去皂素和豆素的致毒作用。

扁豆中毒的发病潜伏期为数十分钟至几小时，一般不超过5小时。主要表现为恶心、呕吐、腹痛、腹泻等胃肠炎症状，同时伴有头痛、头晕、出冷汗等神经系统症状。有时四肢麻木、胃烧灼感、心慌和背痛等。病程一般为数小时或1～2天，愈后良好。若中毒较深，则需要送医院治疗。

正确的烹调方法是将扁豆放在开水中烫泡数分钟，捞出后再烹炒。家庭预防扁豆中毒的方法非常简单，只要把全部扁豆煮熟焖透就可以了，如用油炒过后，加适量的水，盖上锅盖焖10分钟左右，并用铲子经常翻动扁豆，使它受热均匀。另外，还要注意尽量不买、不吃老扁豆；烹饪前，把扁豆两头和豆荚摘掉，因为这些部位含毒素较多。

调味品，吃菜不宜口太重

随着年龄的增长，许多中老年人的食欲不再像年轻时那么好了，这主要是因为胃肠消化功能、咀嚼功能等逐渐减弱的缘故。因此，为了刺激味觉，增加对食物的兴趣，有些中老年朋友习惯在烹调食物时多加些调味品，如味精、食醋、糖等。有些调味品除具有调味功能外，还具有杀菌保健的作用，故适当加入菜肴中对中老年人是有益的，但不宜过量加入，否则就会对身体有害。

过量食用味精就可能产生头痛、恶心、发热等症状，过量食用味精也可能导致高血糖。老年人及患有高血压、肾炎、水肿等疾病的患者应慎重食用。一般情况下，每人每天食用味精不宜超过6克。

过量摄入糖则会引起龋齿及肥胖，还可能诱发心血管病、高脂血症、胆结石等，如果患有糖尿病和心血管病，多吃糖会加重病情。国际上一般认为，每人每天糖的摄入量应在50克内，因此健康人也要以此标准为限。

过量食用辣椒可能会引起神经系统损伤、消化道溃疡，甚至会引起癌症。患有食管炎、喉炎、牙痛、痔疮、肺结核、高血压病的中老年人更应当少吃辣椒。

过量食醋对患有胃溃疡的中老年人来说无异于雪上加霜，会对身体造成严重损害。

因此，中老年朋友不应依赖各种调味品解决进食乏味的问题，而应通过改进食物的色、香、味等手段来增强食欲。在进餐时要细嚼慢咽，这样能够增加食物的鲜美感，有助于提高中老年人的进食兴趣。此外，还应养成不吸烟、少喝酒，吃饭时少饮水的良好习惯，以免冲淡消化液，影响食欲。

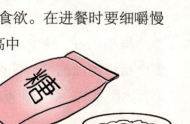

第二节 食尚百味：必吃的22种健康食物

粳米——健脾养胃的"第一补物"

【性味功效】粳米味甘淡，性平和。有补脾、和胃、清肺、通血脉等功效。

【养生提示】在用粳米煮粥时，一定不要放碱，否则会破坏粳米中的维生素B_1，使人患上脚气病。不可同马肉同食，否则可引发痼疾。在做米饭时，要采用蒸的方法而不要"捞"，这样可以最大限度地保存粳米中的维生素不被破坏。另外，也可在粳米中加入黑米、小米、糯米、红豆、扁豆等做成五谷杂粮饭，营养绝佳，口感也不错。

【选购指南】生长期长的要比生长期短的好，中晚稻米要比早稻米好，米亮透明的要比粗糙混浊的好，硬度强的要比硬度差的好，新米比陈米好。

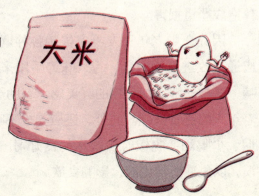

● **特色食谱**

粳米胡萝卜粥

原料 粳米50克,胡萝卜250克。

做法 将胡萝卜洗净切片,与粳米同煮为粥,至粥烂即可食用。

功效 本品有健脾、养胃、宽中、下气、滋肾、益阴的功效。适用于一般体弱而见少食、腹胀、消渴、便溏、浮肿等症者。

小麦——能当主食的"补虚食物"

【性味功效】小麦味甘、性凉,入脾、肺、心经。有养心除烦、健脾益肾、除热止渴之功效,适用于妇人脏燥、精神不安、悲伤欲哭、脾虚泄泻、烦热消渴等。

【养生提示】精制面粉也同精米一样,有不少营养被损失掉了,所以应将精粉与标粉参半食用,这样可以避免由于单纯食用精粉而产生的食欲不振、四肢无力、"脚气病"等营养缺乏性疾病。面粉与大米搭配着吃最好。除患有"脚气病"、末梢神经炎的患者应少食面粉外,其余人皆可食之。特别是患有体虚、自汗、盗汗、多汗者,宜食用浮小麦(嫩小麦),连同大枣、龙眼肉,加水煮熟,连汤饮下即可。

【选购指南】小麦以粒大饱满为佳,存放时间适当长些的面粉比新磨面粉的品质好,民间有"麦吃陈,米吃新"的说法。认为存放时间适当长些的麦子磨出来的面粉比新麦子磨出来的面粉品质好。这是由于麦子夏放一段时间之后，里边多余的水汽就会自动蒸发掉，制作出来的食物口感更加有嚼劲。

● **特色食谱**

疙瘩汤

原料 小麦面粉200克，白萝卜100克，紫菜50克，青菜、盐、鸡精、白胡椒粉各少许。

做法 将白萝卜洗净切成细丝，在锅内先用油炒一下，加水、加盐；将面粉放入碗中，加少许凉水，用筷子搅拌，让面粉结成小面疙瘩，这很重要，疙瘩要小，比较好入味，可以将比较大的面疙瘩撕成小块；水开后，将面疙瘩加入锅内，用勺子搅拌疙瘩汤，防止煳底；加入紫菜和青菜。快起锅时，加入盐、鸡精和一些白胡椒粉即可。

功效 本品有健胃之功效，而且热量适宜，格外适合晚餐食用。

小米——健胃除湿的"代参汤"

【**性味功效**】小米味甘咸，性凉，归脾、肾经。有清热解渴、滋阴养血、健胃除湿、助安眠等功效，常用来作为病人和老人的膳食，有"代参汤"之美称。

【**养生提示**】《本草纲目》认为，喝小米粥可以增强小肠功能，有养心安神之效，适宜于失眠、体虚、低热者食用；为老人、患者及孕妇的滋补食品。小米粥不宜太稀薄。

【选购指南】小米以色泽均一、富有光泽、不含杂粒者为上，碎米量不超过6%为佳品。

● **特色食谱**

> **小米蒸排骨**
>
> **原料** 猪排骨500克，小米150克，红豆瓣、菜籽油、料酒、冰糖、甜酱、精盐、味精、大葱、老姜、麻油各适量。
>
> **做法** 将排骨洗净，断成4厘米长的段，豆瓣剁细，姜切丝、葱切丝，小米淘洗干净后用水浸泡待用。排骨加豆瓣、甜酱、冰糖、料酒、精盐、味精、姜丝、菜籽油，抖匀，装入蒸碗内，然后在排骨上面装上小米，上笼用旺火蒸熟，取出扣入圆盘内，撒上葱花。锅置旺火上，放入麻油烧至七成热起锅，淋于葱花上面即成。
>
> **功效** 该菜柔软滋润，味浓鲜香，适宜于气血不足、阴虚纳差者。
>
> **提示** 湿热痰滞内蕴者慎食；肥胖、血脂较高者不宜多食。

玉米——防治便秘、肠炎的良药

【性味功效】玉米味甘，性平。具有调中开胃、益肺宁心、清湿热、利肝胆、延缓衰老等功效。

【养生提示】吃玉米时，要把玉米粒的胚尖全部吃掉，因为玉米的许多营养都集中在这里。若玉米同大米、豆类、面粉同食，营养价值更大。发霉的玉米不能食用，发霉后易产生黄曲霉菌（又叫黄曲霉素），多食有致癌作用。玉米也不宜与富含纤维素的食物经常搭配食用，因为玉米含有较多的木质纤维素。青玉米棒宜煮食而不宜烤食，烤食易产生多种有害物质。

【选购指南】玉米以色泽金黄、饱满、无虫蛀、含水率低且无霉变者为佳。

● **特色食谱**

玉米豆沙饼

原料　玉米粉、面粉、豆沙各250克，白糖50克，猪油适量。

做法　将玉米粉、面粉拌匀，加入糖、水揉成面团后，分成数份包上豆沙馅，用猪油煎熟即可。

功效　本饼色泽金黄，口味香甜可口，可作精美点心食用，又可调中开胃，利肾和脾。

燕麦——糖尿病、冠心病的首选

【性味功效】燕麦味甘，性平，无毒。有健脾益气、补虚止汗、养胃润肠的功能。燕麦不仅是可以预防动脉硬化、糖尿病、冠心病的理想食品，而且对脂肪肝、糖尿病、便秘以及浮肿等有很好的辅助治疗作用，可增强人的体力、延年益寿。

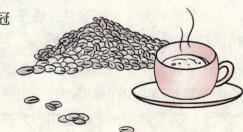

【养生提示】燕麦由于营养丰富，一般人都可食用，特别是中老年人。燕麦粥是产妇、婴幼儿、慢性病患者以及空勤、海勤工作人员的食补佳品。吃燕麦一次不宜太多，否则会造成胃痉挛或腹胀。此外，燕麦虽然具有益肝和脾之功效，但是由于吃得过多容易造成滑肠、催产，所以孕妇应该忌食。

【选购指南】一般而论，如果你是选择"燕麦早餐"而不是当做零食，我会建议你选择纯燕麦片。燕麦能量均衡、糖分低的特点，以及保持血糖平衡的功效，正是它成为首选早餐主粮的原因；当然，如果你喜欢有奶味或糖味等多口味的方便燕麦食品的话，也可以选择复合型麦片，这些产品往往含有一定的奶粉和糖类成分，直接冲调即可。不过，需要提醒的是，无论选纯燕麦还是复合型燕麦，都一定要选择大品牌。

● **特色食谱**

枸杞燕麦片粥

原料　燕麦片100克，枸杞子30克。
做法　将燕麦片加开水调开后稍煮，加入枸杞子后再煮熟至粥。
功效　健脾和胃，降糖降脂，滋肾养肝，益精明目。是高血压、糖尿病患者的最佳食品。

黄豆——骨质疏松患者的佳食

【性味功效】黄豆味甘，性平，入脾、胃、大肠经。有健脾宽中、益气养血、消水肿的功效，还是中老年人防治骨质疏松的佳食。

【养生提示】黄豆可以榨油,制作豆瓣酱,泡发成豆芽炒着吃,单对于黄豆,最好煮着吃,而不是炒豆子吃,因为炒豆子吃起来很香,但不好消化。而且黄豆也不能生吃,饮用了没有完全熟透的豆浆也可能出现腹胀、腹泻和呕吐的症状。在用黄豆煮汤的时候,也要尽量煮软一点。黄豆每次不可吃得过多,否则容易导致消化不良,建议每人每天不超过50克。此外,胃炎、肾结石和痛风患者都不宜吃黄豆。

【选购指南】以色正、圆润、饱满、无虫蛀者为佳。

● 特色食谱

香辣四季豆

原料 黄豆300克,芝麻20克,辣椒面10克,花生油、盐各适量。

做法 锅置火上烧热,加入花生油适量,油热时放入黄豆煎炒至熟后盛入盘中。芝麻置锅中稍炒,倒在案板上擀成面与辣椒面、盐合在一起。待黄豆晾凉后蘸芝麻辣椒盐食用。

功效 本菜香辣爽口,既可作风味菜肴,亦可作时令小吃,有开胃健脾的功效。

山药——除邪补虚的"佳品"

【性味功效】山药味甘,性平。有健脾胃、补肺气、益肾精、除寒热邪气、长志安神、长肌肉、止泄痢、化痰涎的功效。

【养生提示】 山药老幼皆可食用，尤其适合体虚弱、精神倦怠、食欲不振、消化不良、慢性腹泻、遗精盗汗以及妇女白带、夜尿频多者。但由于山药有较强的收敛作用，所以大便燥结者不宜食用。食用山药应该去皮食用，以免产生麻、刺等异常口感。

【选购指南】 山药的质量要求以色正、薯块完整肥厚、皮细而薄、不带泥土、无病虫害、无损伤、不留须根者为佳。

● 特色食谱

拔丝山药

原料 山药200克，鸡蛋1个，面粉10克，淀粉50克，食用油500毫升（实耗80毫升），白糖5大匙。

做法 山药去皮切块，用水泡洗，沥干水分，拍上少许干淀粉；把鸡蛋打入碗内，加入面粉、干淀粉、少许清水、少许油调成糊，把山药一一放入挂糊；锅内倒入油烧热，放入山药，炸至金黄脆硬时捞起沥油；将锅洗净，加入清水、白糖，用小火炒至金黄起小泡时，放入炸好的山药炒匀，盛入抹好油的盘内，配上一碗凉水即可。

功效 本品甜脆香酥，软嫩香甜，常食有健脾开胃、防病、抗病、延年益寿的功效。

韭菜——帮助降血脂的"起阳草"

【性味功效】韭菜味甘、辛，性温，无毒，入肝、胃、肾经。具有温中行气、健胃提神、益肾壮阳、暖腰膝、散瘀解毒、活血止血、止泻和调和脏腑等功效。可治胸脾心痛、噎嗝、反胃、各种出血、腰膝疼痛、痔疮脱肛、遗精、阳痿、妇人经、产诸症。

【养生提示】韭菜一般人都能食用。多食则上火，因此阴虚火旺者以及有眼疾的人不宜多吃；夏韭老化，纤维多而粗糙，不易被肠胃吸收，因此胃肠虚弱的人也不能多吃。韭菜中含有多量的硝酸盐，炒熟后不宜存放过久，特别是隔夜的熟韭菜不宜再吃。韭菜不能与蜂蜜、牛肉同食。

【选购指南】优质韭菜应当是春秋季节上市的、叶片肥厚、叶色青绿、新鲜柔嫩、无枯黄烂叶、无抽薹、干爽整齐的韭菜。

● 特色食谱

韭菜炒胡桃

原料 胡核桃仁30克，韭菜120克，芝麻油、食盐各适量。

做法 将胡桃仁先以芝麻油炒微黄，放入适量食盐，后入韭菜，炒熟即可食用。

功效 胡桃仁与韭菜同用，甘辛温润，益肾助阳之功更佳。适用于肾虚阳痿、腰酸尿频等。

南瓜——抗衰除皱的"美容食品"

【性味功效】南瓜味甘，性温，无毒，入脾、胃经。具有补中益气、消炎止痛、化痰排脓、解毒杀虫、生肝气、益肝血、保胎等功效。适用于脾虚气弱、营养不良、肺痈咯脓痰、蛔虫病等。

【养生提示】南瓜是大众食品，老少皆宜。而且南瓜补中益气，对于肥胖者和中老年人便秘之人尤为适用。不过患有脚气、黄疸以及气滞湿阻的人要禁用。南瓜不可与羊肉同食。

【选购指南】优质的南瓜以果实结实、老熟健壮、瓜形整齐、组织致密、瓜腔小、瓜肉肥厚、瓜瓤紧密、瓜皮坚硬有白粉、无腐烂斑点、色正味纯为标准。

● 特色食谱

鱼香南瓜

原料 南瓜500克，酱油25毫升，精盐4克，料酒5毫升，醋10毫升，蔗糖15克，味精2克，水淀粉15克，泡红椒10克，葱末8克，姜末5克，蒜末5克，色拉油500毫升（实耗约75毫升）。

做法 将南瓜洗净去皮去瓤，切成5厘米长、1厘米见方的条。把酱油、精盐、料酒、醋、白糖、味精、蒜末、水淀粉及清水25毫升放入碗内，对成芡汁；将炒锅置旺火上，放入色拉油烧至七成热，下入南瓜略炸片刻后捞出沥油。锅内留底油置旺火上，放入泡红椒、葱姜末炝锅，再放入南瓜条略炒一下，倒入对好的鱼香芡汁，待芡汁烧开变稠时，翻炒均匀，盛入盘内即成（要按调料比例对好鱼香芡汁；炸南瓜油温不宜太热，防止炸煳）。

功效 本菜鲜嫩可口，鱼香味浓，常食有补中益气的功效，适合一般人食用，尤其适合糖尿病患者食用。

土豆——防中风的"第二面包"

【性味功效】土豆味甘，性平。具有和胃调中、补气健脾、强身益肾、消炎、活血消肿等功效。可用于辅助治疗消化不良、习惯性便秘、神疲乏力、慢性胃痛、关节疼痛、皮肤湿疹等症，因为有防中风的功效，加上"第二面包"的美誉，备受青睐。

【养生提示】土豆一般人都可以吃。土豆对消化不良有特效，特别适宜胃及十二指肠溃疡患者食用，尤其是希望减肥的人应该吃。土豆食用前要检查一下，如有皮色变红变紫或有发芽的，绝对不能吃，以免中毒，另外土豆宜去皮吃，有芽眼的部分应挖去，防止中毒。土豆切开后容易氧化变黑，属正常现象，不会造成危害。

【选购指南】上好的土豆应该色正色鲜，无紫绿异色，块茎肥大充实，整齐均匀，无发芽，无病虫害，无冻害，不脱水。

● **特色食谱**

醋溜土豆丝

原料 土豆400克,植物油、盐、醋、葱、花椒各适量。

做法 土豆削去皮,先切成薄片,再改刀切成细丝,愈细愈好(如能用礤子擦成丝更好)。用冷水泡上,约20分钟后,将水控净;葱去根及干皮,切成细丝;锅内放植物油,下花椒粒,炸至花椒粒出香味,将其盛出,再下葱丝稍煸,即下土豆丝快速翻炒几下,待土豆丝稍变软,下盐及醋,炒匀即迅速出锅装盘。注意土豆丝要炒熟,但应保持脆嫩,不要炒过软绵。

功效 此菜脆嫩爽口,味道独特,有降低血压的作用,并能防止动脉硬化的发生。

茄子——降低胆固醇的"良药"

【性味功效】茄子味甘,性凉,入脾、胃、大肠经。有清热、活血、宽肠、通便的功效。因其有降低胆固醇的功效,所以,从食疗角度被公认是可以当"良药"的菜。

【养生提示】茄子是一种老少皆宜的蔬菜。适宜于发热、便秘、乳腺发炎患者食用,对癌症患者及放疗、化疗患者也极为适宜。但是茄子性凉,体弱胃寒的人不宜多吃。有皮肤疮疡、眼疾者和孕妇不宜多食茄子。尤其是秋后晚茬茄有微毒,更不宜多食。但秋冬季刚上市的嫩茄子不在此列。现代医学研究指出一切欲预防心脑血管疾病的人,在食用茄子时不要把茄子皮刮掉,以增加摄取维生素E和维生素P的含量。油炸茄子会造成维生素P大量损失,挂糊浆后炸制能减少这种损失。

【选购指南】以深紫色有光泽、粗细均匀、无斑、无皱缩、无虫眼的新鲜茄子为佳,如果没有光泽,说明不是新鲜茄子。

● 特色食谱

虾仁茄罐

原料 茄子750克,虾仁50克,瘦肉150克,鸡蛋2枚,冬菇、净笋各25克,葱、姜末、植物油、酱油、味精各适量。

做法 ①先将茄子削成1厘米厚的圆片,每片挖成象眼花刀;猪肉切成4厘米长丝;笋、冬菇切成丝;用开水把冬笋、冬菇丝烫一下,控干待用。②坐炒锅,将油烧温,先把虾仁炒一下,捞出,再下茄片炸至呈金黄色时捞出;鸡蛋炒成碎块备用。③坐炒锅,将肉丝、面酱放入,加葱、姜炒熟,锅内入虾仁、鸡蛋、冬菇丝、笋丝,烹入料酒、酱油,加味精和少许汤拌匀,装盆中作馅,最后取一只碗,碗底铺一片茄子,贴靠碗边围上茄片,把馅装入碗内,上面盖上茄子片,上蒸笼蒸熟,蒸熟后的原汤倒勺内,将茄子罐合入平盘,锅坐火上勾芡,加花椒油,最后把汁浇在茄子罐上即成。

功效 此菜色香味俱佳,营养丰富,具有健脾宁心、降压止血的功效。适用于动脉硬化、高血压、脑血栓形成及坏血病患者食用。

冬瓜——清热、利尿的"圣品"

【性味功效】冬瓜味甘，性湿，无毒。有清热解毒、利水消痰、除烦止渴、祛湿解暑功效。适用于心胸烦热、小便不利、肺痈咳喘、肝硬化腹水、高血压等。

【养生提示】一般人均可食用，对患有冠心病、肾脏病、糖尿病、高血压病的人尤为适用。冬瓜性寒，故久病体弱者与阴虚火旺的人应禁止食用。冬瓜连皮煮成汤服用，利尿解热效果更好。

【选购指南】以果形端正、肉质充实、无结疤、不软不烂、无裂口、无损伤的为优。

● 特色食谱

冬瓜赤豆鲤鱼汤

原料 冬瓜500克，鲤鱼1条（约重500克），赤小豆60克，麻油、味精各适量。

做法 冬瓜洗净，去皮切片，鲤鱼开膛洗净、切块，同赤小豆共入沙锅中，加水适量炖熟，调入麻油、味精即成。

功效 本品鲜美可口，可补虚通乳、健脾消肿。适用于产后体虚浮肿、乳汁不通。

胡萝卜——壮阳补肾的"小人参"

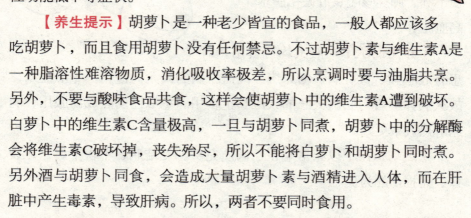

【性味功效】 胡萝卜味甘，性平。有健脾和胃、清肝明目、清热解毒、壮阳补肾、透疹、降气止咳等功效。适用于肠胃不适、便秘、夜盲症、性功能低下等症状。

【养生提示】 胡萝卜是一种老少皆宜的食品，一般人都应该多吃胡萝卜，而且食用胡萝卜没有任何禁忌。不过胡萝卜素与维生素A是一种脂溶性难溶物质，消化吸收率极差，所以烹调时要与油脂共烹。另外，不要与酸味食品共食，这样会使胡萝卜中的维生素A遭到破坏。白萝卜中的维生素C含量极高，一旦与胡萝卜同煮，胡萝卜中的分解酶会将维生素C破坏掉，丧失殆尽，所以不能将白萝卜和胡萝卜同时煮。另外酒与胡萝卜同食，会造成大量胡萝卜素与酒精进入人体，而在肝脏中产生毒素，导致肝病。所以，两者不要同时食用。

【选购指南】 胡萝卜质地要以脆嫩、多汁、味甜，具有芳香气味的为佳，外型以色正、光滑、形状整齐、无分裂开叉、心柱细小为佳。

● 特色食谱

橙子胡萝卜汁

原料 2个橙子，3个胡萝卜。

做法 将橙子去皮，胡萝卜洗干净。榨汁后立即饮用。如果你觉得汁太甜，可以加入一些薄荷叶。

功效 本品有健脾开胃、养阴润燥、助消化的作用。一般人都可食用，尤其适合食欲不振者。

芦笋——有助心血管病的上好食品

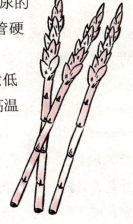

【性味功效】芦笋味甘，性寒。有清热、利尿的功效。中老年人经常食用芦笋对心血管病、血管硬化、肾炎、胆结石、肝功能障碍和肥胖均有益。

【养生提示】芦笋虽好但不宜生吃，要注意低温保存并要尽快食用。若用它来补充叶酸应避免高温烹煮，以免叶酸受到破坏。

【选购指南】芦笋以色泽纯正、条形肥大、顶端圆钝而鳞不松开、上下粗细均匀、质嫩而翠者为佳。

● 特色食谱

百合炒芦笋

原料 百合100克，芦笋200克，白果（鲜）20克，植物油、盐、鸡精、胡椒粉、辣椒、白皮大蒜各适量。

做法 将芦笋洗净切段，下入开水锅内焯一下，捞出控水；鲜百合掰片洗净；辣椒去蒂、籽洗净切片；炒锅注油烧热，下入蒜末爆香，放入辣椒片、百合煸炒，再放入芦笋、白果炒片刻，加入精盐、鸡精、胡椒粉炒匀即可。

功效 本品有润肺止咳、清心安神、增进食欲、帮助消化、缓解疲劳等功效，适合中老年人食用。

银耳——补虚清火旺的"菌中之冠"

【性味功效】银耳具有补脾开胃、益气清肠、安眠健胃、补脑、养阴清热、润燥之功,对阴虚火旺不受参茸温补的患者是一种良好的补品,它既是名贵的营养滋补佳品,又是扶正强壮之补药,其药用的价值历来与人参、鹿茸齐名,被人们誉为"菌中之冠"。

【养生提示】对久病不愈者、体虚以及阴虚内热者更加适宜;冰糖银耳对神经衰弱、体质亏损有帮助。但是含糖量高,睡前不宜食用,以免血黏度增高;银耳能清肺热,故外感风寒者忌用。变质发黄的银耳千万不能食用,以免中毒危及生命。银耳宜用开水泡发,除去硬根杂质和灰尘。

【选购指南】以干燥、色白微黄、朵大体轻而有光泽、胶质厚,耳根已去除无杂质的为佳。

● 特色食谱

银耳炒肉丝

原料 银耳9克,瘦猪肉丝150克,酱油、水淀粉、油、盐、味精、姜粉、沸水各少许。

做法 先将银耳用开水泡发,去除黄蒂、杂质洗净,并撕为小片；肉丝放入水淀粉、适量酱油、姜粉拌和入味后，放入热油锅炒至八成熟时，加入银耳、沸水、盐及少许酱油，同时并不断用旺火翻炒5分钟即可，起锅时加入味精调味即成。

功效 本菜味美咸香，入口软滑。有滋补润肺、化痰祛咳的功效，尤其适合高血压、高血脂、动脉硬化及肺燥咳嗽患者食用。

鸡肉——心血管病人的"理想食品"

【性味功效】鸡肉味甘，性微温。有温中补脾、益气养血、补肾益精的功效。

【养生提示】一般人群均可食用，尤其是老人、患者、体弱者更宜食用。鸡汤含有较多的脂肪，动脉硬化症、冠心病和高血脂以及高血压患者应忌饮。鸡屁股是淋巴最为集中的地方，也是储存病菌、病毒和致癌物的仓库，应弃掉不要。鸡肉性温热，感冒的人如有头痛、乏力、发热现象，会使病情加重，也应忌食鸡肉，忌饮鸡汤。

【选购指南】鸡肉应以鲜嫩、没有特殊气味、没有霉烂变质的为佳。

● **特色食谱**

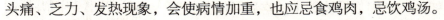

枸杞桂圆蒸母鸡

原料 母鸡1只，枸杞子、桂圆肉、荔枝肉、去核黑枣、莲子肉各15克，冰糖、食盐、清水各适量。

做法 母鸡宰杀后去毛及内脏，剁去鸡脚，加入桂圆肉、荔枝肉、去核黑枣、莲子肉、冰糖、食盐、清水，隔水蒸2小时，放入洗净的枸杞子，再蒸15分钟。佐餐食用。

功效 本品有补血养阴、益精明目之功效。适用于气血虚弱、面色苍白、耳鸣、视力减退、病后体虚等症。

羊肉——补虚劳、祛寒冷的冬令佳品

【性味功效】中医认为，羊肉味甘，性温，无毒，有益气补虚、温中暖下、补肾壮阳、生肌健力、抵御风寒之功效。

【养生提示】羊肉一般人都可以食用，尤其适用于体虚胃寒者。羊肉性热，有上火症状以及肝炎、高血压、急性肠炎等患者不宜食用。夏秋季节气候热燥，不宜吃羊肉。羊肉内易藏匿旋毛虫等细菌，它们不易被消化，吃后可能引起四肢无力、昏迷不醒等症状，所以食用时一定要炒透烧熟，特别是在涮羊肉时一定要注意。羊肉食后容易动气生热，所以不可与南瓜、首乌、半夏、菖蒲同食，否则会壅气发病。羊肉不可烧煳烤焦。否则不仅肉老不新鲜，而且还会产生致癌物质。

【选购指南】购买羊肉要购买新鲜的，肉质紧密、富有弹性的为佳。涮羊肉，最好选用上脑、里脊、内腱子和磨裆部位的为好。

● **特色食谱**

补中羊肉粥

原料 羊肉250克，粳米180克，食盐、生姜、花椒各适量。

做法 将羊肉、粳米加水煮成粥。酌加食盐、生姜、花椒调味食。可分作2～3次食。

功效 本品用于脾胃虚弱、食欲不振，或虚寒呕逆患者。

鲫鱼——脾胃虚弱之人的滋补圣品

【性味功效】鲫鱼味甘，性温。有健脾利湿、和中开胃、活血通络、温中下气的功效。对于脾胃虚弱、水肿、溃疡、气管炎、哮喘、糖尿病等有很好的滋补作用。

【养生提示】鲫鱼一般人都适合食用。鱼子中胆固醇含量较高，故中老年人和高血脂、高胆固醇者应忌食。鲫鱼经清蒸或煮汤的营养效果最佳；鲫鱼若经煎炸与豆腐搭配炖汤营养最佳。鲫鱼不可与芥菜同食，否则容易发生水肿；不可与猪肝同食，否则易导致肝淤气滞。

【选购指南】以受污染小的雄性且体积较大、肉质细嫩、刺较少而粗的为好。

● **特色食谱**

鲫鱼百合柿饼汤

原料 鲫鱼1条（约重250克），百合100克，柿饼2枚，冰糖50克，料酒1匙。

做法 将柿饼切成小丁块备用。鲫鱼去鳞、鳃及内脏，洗净后入沙锅中，加清水浸没，中火烧开后，加入料酒、柿饼和百合，再小火慢炖1小时，加冰糖炖化离火。每日分2次食完。

功效 本品养肺止咳、益气止血。尤其适合支气管扩张咯血而致肺络损伤者食用。

草鱼——暖胃和中的营养佳品

【**性味功效**】草鱼味甘，性温，入肝、胃经。具有暖胃和中、平降肝阳、祛风、治痹、截疟、益肠明目之功效。

【**养生提示**】凡体虚气弱、食减消瘦的人，均可用草鱼食疗滋补。草鱼肉不可吃得太多，否则有可能诱发各种疮疖。

【**选购指南**】以体积较大、鲜活、受污染小的为好。

● **特色食谱**

草鱼汤

原料 草鱼肉150克，生姜片25克，米酒100毫升。

做法 用半碗水煮沸后，放入鱼肉片、姜片及米酒共炖约30分钟，加盐调味趁热服食。每日2次，注意避风寒，服后可卧床盖被取微汗。

功效 解表散寒、疏风止痛、通窍。主治伤风感冒、畏寒发冷、头痛体倦、鼻塞不通等症。

苹果——酸甜可口的"大夫第一药"

【性味功效】苹果性凉，性甘，入胃、肺经。有生津止渴、补脾止泻、补脑润肺等功效，它的营养价值和医疗价值都很高，被越来越多的人称为"大夫第一药"。

【养生提示】由于苹果含有糖分较多，性凉，所以糖尿病患者以及心、肾功能较差、腹痛腹泻的人应禁食。吃苹果时要细嚼慢咽，这样不仅有利于消化，更重要的是对减少人体疾病大有好处，而且不要在饭前吃水果，以免影响正常的进食及消化。苹果中含有发酵糖类，是一种较强的腐蚀剂，容易引起龋齿，所以吃了苹果后一定要漱口。

【选购指南】以个大匀称、色泽鲜嫩、无病虫害、酸甜适度、肉质硬脆、果味纯正为上品。对于红苹果来说，着色越多，品质越高。

● **特色食谱**

拔丝苹果

原料 苹果500克,油1000毫升(实耗约60毫升),蛋清2个,水淀粉100克,面25克,白糖200克。

做法 苹果去皮、籽,切菱形块,沾匀面。用蛋清、淀粉、面调成糊;勺内加油,烧至五六成热,把苹果挂满糊下锅炸至外焦脆时倒出。原勺留点油,放糖炒化至黏稠时倒入苹果,颠匀,使糖全部挂在苹果上,倒在抹过油的盘里,带两碗凉开水,一起快速上桌即成。

功效 本菜色泽金黄、外焦里嫩、香甜不腻、口感极好、营养丰富,具有开胃和胃、延年益寿的功效。

宜忌 抓匀糊,注意油温。勺要洗净,火不宜太旺。

大枣——缓阴血的"天然维生素丸"

【性味功效】大枣味甘,性温,归脾、胃经。有益气补血、健脾胃、润心肺、缓阴血、悦颜色、通九窍、助十二经及和百药的功效。

【养生提示】大枣老少皆宜,尤其是中老年人、青少年、女性的理想天然保健食品,也是病后调养的佳品,但小儿及形体消瘦者不宜进食。鲜枣不宜多食,否则易生痰、助热、损齿。干枣要用开水煮沸消毒才可食用,特别是有腐烂

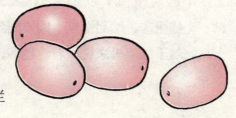

的干枣更不能生吃或作馅，否则枣中的有毒物质如甲醛、甲酸等会引起轻微中毒反应，严重者也会造成生命危险。大枣不能与葱和鱼同食，否则或令人五脏不和，或令人腰腹疼痛。

【选购指南】上等的鲜枣应该果肉肥厚、清脆香甜、皮红肉青、没有皱纹、没有虫害；上等的干枣应该周身老红、个大匀称、肉多核小、味道甘甜、没有任何病虫害、没有霉斑、没有伤痕。

● 特色食谱

大枣黑木耳汤

原料　黑木耳20克，红枣10个，猪里脊肉15克，姜、花椒、盐、鸡精各适量，香油少量。

做法　将黑木耳、红枣洗净，猪里脊肉洗净切成小块，一起放入压力锅内，加入姜、花椒、盐、鸡精和香油，盖上锅盖，把压力调到肉类档，保压定时12分钟，即可食用。

功效　滋阴养血，定心安神。尤适宜贫血、高血压、心脑血管疾病的人食用。

橙子——降低胆固醇的"疗疾佳果"

【性味功效】橙子味甘、酸，性凉。具有生津止渴、开胃下气、止渴醒酒、解油腻的功效。服药期间吃一些橙子或饮一些橙汁，能增加机体对药物的吸收，增强药效。

【养生提示】橙子一般人均可食用，消化不良者尤其宜食。糖尿患者应该忌食。吃完橙子后要注意及时刷牙漱口，以免果酸对牙齿造成伤害。不要用橙皮泡水饮用,因为橙皮上一般都会有保鲜剂,很难用水洗净。吃橙子前后1小时内不要喝牛奶,因为牛奶中的蛋白质遇到果酸会凝固,影响消化吸收。橙子不能一次吃得太多,否则会出现中毒的症状:皮肤发黄,严重时出现恶心、呕吐、急躁等症状,即老百姓常说的"橘子病",医学上称为"胡萝卜素血症"。一般不需治疗,只要停食即可好转。

【选购指南】橙子以色泽金黄、果实近似球形、香味浓烈、果肉甜美、新鲜无烂者为佳。

● 特色食谱

橙汁

原料 橙子1个,蜂蜜50克。

做法 先将橙子用水浸泡去酸味,然后带皮切开与蜂蜜加水同煮成汁。

功效 化痰除湿。主治湿郁生痰、痰热生成的中风等。

第三节 饮食忠告：带你走出饮食误区

误区一：常吃汤泡饭更易消化

我们知道，口腔是人体的第一大消化器官，我们在进食的时候，首先就是要咀嚼食物，将食物初步分解消化，因为坚硬的牙齿可以将大块的食物切、磨成细小的粉末、颗粒状，便于下咽，为下一步的继续消化吸收做好准备。同时更重要的是在不断咀嚼的过程中，口腔中的唾液腺才有唾液不断分泌出来，咀嚼的时间越长，唾液的分泌就越多。唾液能把食物湿润，其中有许多消化酶，有帮助消化吸收及解毒等作用，食物在口腔中较好地得到初步消化和分解后，给胃的消化吸收工作也减轻了负担，对肠胃健康是十分有益的。

而汤泡饭是汤和饭混在一起的，由于包含水分较多，饭会比较松软，很容易吞咽，深受许多老年人的喜欢。然而，吃汤泡饭跟吃饭时喝汤是不一样的，菜汤可以输入水分，增进食欲，并不影响食物的咀嚼过程，而汤泡饭的坏处就在于它减少了咀嚼这个环节。食物还没经咀嚼烂就连同汤一起快速吞咽下去，这不仅使人"食不知味"，而且舌头上的味觉神经没有刺激，胃和胰脏产生的消化液不多，这就加重了胃的消化负担，久而久之，就容易导致一系列胃病的发作。因此，还是少吃汤泡饭为妙。但是为了能使食物顺利地吞咽下去，老年人可以在吃饭前先喝几口汤，给消化道增加一点"润滑剂"，以防止干硬的食物刺激消化道黏膜，当然可以将饭适当地煮得松软一点，而不要选择经常用米汤或菜汤泡着吃。

误区二：腌制食物下饭还开胃

日常生活中我们不乏看到这样的现象，年龄相同的两个人，从外表上看可以相差八九岁甚至更多。实际上，这种看上去的年龄差距不仅仅存在于面部，人体内部的机能也存在差距。因此，面部显老的人需要注意，自己的身体机能可能也要比别人衰老。这种现象是由多种原因造成的，但一个重要的方面就是"食物"，而腌制食物可谓首当其冲。

腌制类食品往往更下饭是很多人的饮食感受，但表面上增加食欲，实际上不仅不开胃，而且还伤身体。腌制食物是指禽畜鱼肉经过熏烤腌制、豆制品蔬菜瓜果经过腌制发酵而制成的食品，如咸菜、咸鱼、咸蛋、咸肉等。在腌制鱼、肉、菜等食物时，腌制食品易被细菌污染。如果加入食盐量少于15%，蔬菜中的硝酸盐可能被微生物还原成亚硝酸盐。食用了这样的腌制食品，重者会引起亚硝酸盐在体内遇到胺类化合物时，生成一种致癌物质亚硝酸胺。因而常吃腌制类食品对身体不利，可诱发癌症。大量吃腌菜，还容易引起人体维生素C缺乏和结石。

顺便要提及的是，不仅是腌制食物，中老年养生还要远离一些让你越吃越老得快的食物。比如，皮蛋、松花蛋等含铅食品；炸过的鱼、虾、鱼干以及长期存放的饼干、糕点、油茶面、油脂等含有过氧脂质物质的食物。

误区三：长期喝纯净水身体好

水是生命之源、健康之本。健康水是指在维护生命、保证安全的基础上，能提高生命质量和促进生理功能的水。健康水应具备这样几个条件：符合人体营养需要，水中含有适量的有益矿物质，pH值呈中性或微碱性。没有污染，即不含有毒、有害、有异味物质；没有退化的水，水中充满活力，能起到改善、促进、提高人的生理功能的作用。

而纯净水虽然比普通水口感好，但太过"纯净"，在处理过程中由于它不仅去掉了水中的细菌、病毒、污染物等杂质，也除去了对人体有益的微量元素和矿物质。长期饮用纯净水，会降低人体免疫功能，使体内一些有益的营养物质流失。同时，由于人体的体液是微碱性的，而纯净水呈弱酸性，如果长期饮用弱酸性的水，体内环境将遭到破坏，易引发疾病。因此，老年人特别是患有心血管疾病、糖尿病的老人、儿童、孕妇更不宜长期饮用这种水。纯净水宜作饮料，偶尔饮用，不能长期饮用。

中国科学院资深院士认为："长期饮用纯净水会减少人体对矿物质和有益元素的摄取。从对健康的角度而言，天然水优于纯净水，矿泉水优于天然水。"因此，现代人不应只注重水的口感和纯净，而忽略了水的生理作用。口感好、纯净度高的水并不等于健康水。

误区四：饮水机饮水干净方便

近年来，饮水机已经成为许多家庭的必备用品，为我们的日常生活带来了很多方便，想喝水可以随时取用，省去了用水壶烧水的麻烦。但饮水机等电热产品反复加热造成的"千滚水"也成为影响人们身体健康的隐患。

目前的饮水机基本上是靠热胆对水进行加热，而热胆的材质多为不锈钢和铝壳，如果长时间加热，水中的铁、铝、铵等亚硝酸盐含量就会明显增加。亚硝酸盐与人体血液作用，形成高铁血红蛋白，从而使血液失去携氧功能，使人缺氧中毒，轻者头昏、心悸、呕吐、口唇青紫，重者神志不清、抽搐、呼吸急促，抢救不及时可危及生命。不仅如此，亚硝酸盐在人体内外与胺类作用形成亚硝胺类，它在人体内达到一定剂量时是致癌、致畸、致突变的物质，可严重危害人体健康。另外，桶装水有时会出现异物、细菌污染等，而且饮水机本身也会造成二次污染的问题。饮水机通过空气压力进行工作，在压缩过程中会把空气中的异物带入引起污染。长期不用的饮水机也会引起水的变性现象，机体接触水的材料是否卫生及饮水器的清理消毒问题也很关键。

因此，中老年人还是少用饮水机为好。最好的办法是用水壶烧开水饮用。

误区五：豆浆牛奶一起煮更营养

豆浆和牛奶是深受中老年人喜爱的高蛋白营养食品。豆浆中含有

8种人体不能合成的氨基酸，营养价值可与牛奶媲美，但豆浆的味道不如牛奶好。牛奶中的蛋白质是以酪蛋白为主，对于消化道功能有问题的人来说，牛奶中蛋白质营养不如豆浆，但牛奶中含有大量的矿物元素，可以补充人体需要的矿物质。于是有人就把豆浆和牛奶混合起来煮后饮用，以为这样可以使两者起到互补的作用，以提高其营养价值。殊不知，牛奶和豆浆不宜共煮，这是为什么呢？

黄豆中含有胰蛋白抑制素，在豆浆加工过程中，这种物质虽然遭到很大破坏，但仍残留少部分。这种物质需要在100℃的环境中，煮沸数分钟才能被破坏。如果豆浆没有充分煮熟，饮用后就会出现恶心、呕吐、腹泻等症状。而牛奶久煮会使其营养价值降低。当加温达100℃左右时，牛奶的色、香、味就会发生变化，还容易造成赖氨酸和维生素等营养物质的损失。加热牛奶以刚沸为度，新鲜牛奶只需加热至70℃~90℃即可离火。

因此，豆浆和牛奶不宜一起煮。如果特别喜欢将两者混合起来一起喝，应将两者分别煮，煮开之后再将两者混合在一起喝。

误区六：吃素换得"老来瘦"

随着现代社会逐渐增高的高血脂、高血压、高血糖、高尿酸等慢性富贵病，受其"威胁"、"恐吓"的人也越来越多。在养生、减肥等思想的指导下，不少中老年朋友不仅一点肉不吃，而且连鸡蛋和牛奶也不吃。为了防止误食荤油，家中还要另备厨具、餐具，和家人实行分餐制。营养专家认为，素食食材的脂肪含量普遍特别少，基本不含胆固醇，的确能有效减少心血管疾病发生的可能性；此外，素食的纤维素含量非常充足，可以带走身体内部分毒素；多吃青菜水果还能有助于防止肿瘤发生，有利养生。

从营养学的角度来看，长期素食，人体蛋白质得不到充分供给，其结果就会导致记忆力下降、精神委靡、反应迟钝。临床发现，蛋白质不足是引起消化系统肿瘤的一个重要原因。而且由于食物单调，素食者身体中掌管食物消化的酶系统的功能逐渐遭到破坏，最后导致物质交换失调，疾病缠身。患有肝、肾疾病的人也不适合食素，尤其是尿毒症患者，素食会导致钾的摄入过多，而优质蛋白质的摄入堪忧。此外，植物性食物中所含的锰元素，人体很难吸收，而肉类食物中虽然含锰元素较少，但容易被人体利用。人体衰老、头发变白、牙齿脱落、骨质疏松及心血管疾病的发生，都是与锰元素的摄入不足有关。缺锰不但影响骨骼发育，而且会引起关节疼痛、乏力、驼背、骨折等疾病。缺锰还会导致思维迟钝、感觉不灵敏的情况。

因此，中老年朋友要以素食为主，荤菜为辅，荤素搭配。同时，还要丰富饮食品种和花样。如果坚持要将"素食主义"进行到底，在饮食中应注意以下几点：

1. 尽量增加食物的种类，种类越多，营养越趋完整。尽量选择谷类、豆类、根茎类、菌藻类、蔬菜、水果等各种食物，同时要注意以新鲜的食物为主，少吃腌菜、泡菜。通过多吃胡萝卜、南瓜等增加β－胡萝卜素的摄入，以避免维生素A的缺乏。

2. 注意食物搭配的禁忌与食物的互补作用。譬如谷类与豆类同食可以加强其氨基酸的互补作用；菠菜等食物中富含的草酸会与豆腐中的钙结合从而影响钙的吸收等。

3. 适当多吃坚果、干果类食物以增加脂肪酸及某些微量元素的摄入。如核桃、葵

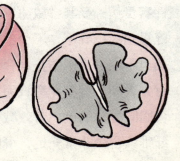

花子、开心果、花生、红枣等。但因核果类属油脂类且热量较高，食用时需特别注意控制分量。

4. 长期素食者最好服用一些维生素及微量元素补充剂，必要时补充钙剂和蛋白质。

5. 患有疾病的人开始素食前最好经过医生的认可。胃肠道炎性疾病、消化性溃疡活动期、各种原因的肾功能衰竭、部分肾结石、严重贫血等患者不宜绝对素食。

提 示

全素食者钙的摄入少，建议多做户外活动，增加日照时间以促进钙的吸收。

误区七：三餐喝粥减轻胃部负担

粥具有温、软、淡、香、黏等特点，便于人体消化吸收，又有保护胃黏膜、增添津液的功效，因此对于咀嚼功能已经不太好的老年朋友来说，喝粥是一种不错的选择。有的老年朋友干脆一日三餐光喝粥，粥成了其一日三餐的主食。实际上，从营养学的观点来看，一日三餐都吃粥的饮食方法是不对的。

长期喝粥有以下不利因素：喝粥不用细嚼，如果长期吃粥，缺少咀嚼会加速老年人咀嚼器官的退化；粥类食物中纤维含量较低，不利于老年人排毒；缺乏咀嚼，唾液中的淀粉酶就不能将粥中的淀粉充分分解为麦芽糖，从而影响消化。唾液还有中和胃酸、修复胃黏膜的作用，喝粥时口腔几乎不用分泌唾液，自然也就不利于保护胃黏膜。据观察，长期吃粥的老年人一般比较消瘦，原因是，老年人的胃动力较差，如果吃粥过多，难以很快排空，会感到胃部不适。以同样体积的粥和米饭相比，如果长期吃粥，得到的总热量和营养物质不够人体的生理需要，难免入不敷出。

因此，吃粥虽是养生法之一，但不宜一日三餐都吃粥，应注意与其他形式的烹调方式相结合，以促进营养的合理搭配与吸收。

误区八：剩饭剩菜不浪费

生活中我们经常会看到这样的现象：一家人吃完饭后，许多中老年朋友怕浪费，就担当起餐桌上的"清道夫"角色。如还有一块馒头、一口米饭或一碗粥或一口菜，为了节约要统统吃完、打扫干净。从节约的角度讲无可厚非，但经常这么做，会带来健康上的问题。

1. 人在吃饱的情况下"打扫"剩菜剩饭，会加重中老年朋友的胃肠负担，诱发胃肠疾病，而且进食过量，能量摄入长期超过人体实际需要，久而久之会导致肥胖，增加罹患高血压病、高脂血症、高蛋白症、冠心病、糖尿病、胆石症的危险。

2. 长时间存放的剩饭、剩菜会沾染病菌，如果食用前未经充分加热，就有可能导致食物中毒，进而引起发热、恶心、呕吐、腹泻等症状，严重时还会造成脱水、酸中毒或休克；另外，剩饭菜中亚硝酸盐的含量也会随日期逐渐增加，经常食用会增加患胃癌、食管癌、肝癌等的危险性。

3. 剩饭菜经反复加热后，其中的维生素、矿物质几乎全部流失，如果经常食用此类食物，极易造成体质下降、营养不良。而且剩饭菜的色香味也无法保持原来的水平，常吃会使中老年朋友的食欲下降，失去对饮食的乐趣。

因此，中老年朋友切勿常吃剩饭、剩菜。为了避免浪费，在买菜、做饭前要提前做好烹调计划，争取当日的饭菜当日吃完，这样就能避免面对剩饭菜的烦恼。如果一定要保存剩菜、剩饭，应装在有盖的容器中，然后放入冰箱中冷藏，吃时还要烧开热透，如果消化功能欠佳、体弱多病或患有胃肠疾病，则最好不要吃重新加热的饭菜，以免加重病情。

误区九：空腹饮茶促进胃动力

众所周知，喝茶有许多好处，可是如果喝茶的时间和方法不对，不仅不会促进健康，还会适得其反。例如有些中老年人嗜茶成瘾，起床后第一件事就是喝杯热茶，认为这样可以为健康"加油"，可以促进胃动力。殊不知，空腹饮茶是一种于健康无益的不良习惯。

茶叶中含有咖啡碱成分，空腹喝茶，腹中无物，茶水直入脘腹，犹如"引狼入室"。如果肠道所吸收的咖啡碱过多，就会产生一时性肾上腺皮质功能亢进症状，出现心慌、尿频等不良反应。时间久了，还会影响人体对维生素B_1的吸收。所以自古以来就有"不饮空心茶"之说。

通常情况下，早起后空腹饮浓茶，不仅会引起胃肠不适，食欲减退，还可能损害神经系统的正常功能。空腹饮茶会稀释胃液，降低消化功能，容易引起胃炎。空腹状态，吸收率高，茶叶中某些不良成分就会被大量吸收到血液里，因而引起头晕、心慌、手脚无力、精神恍惚等症状，这就是人们常说的"醉茶"。

此外，浓茶中咖啡碱含量很高，对大脑中枢神经刺激较大。因此，喝了浓茶后神经活动活跃，若在睡前喝浓茶，会影响睡眠，甚至造成失眠；浓茶中含过多的鞣酸，鞣酸能与人体中的维生素B反应，引起维生素B缺乏症。鞣酸还会使胃黏膜收缩，蛋白质凝集、沉淀，影响人的消化功能；浓茶还会减弱胃肠对铁质的吸收，时间久了就会引起贫血；经常饮浓茶还会使血压升高，这与咖啡碱活性物质有关。有些人饮茶后感到头晕、头痛，这可能就是血压升高引起的。因此，对于喜欢饮茶的中老年朋友来说，一定要量"时"而为。如果清晨空腹饮茶的习惯已经保持多年无法改变，建议在清晨时饮些淡茶，并且将头道茶倒去，饮二道茶。老年人如能在茶中加少许糖和适量的白菊花，则更好。

提 示

对于一些肠胃不好的中老年人，尤其是便秘者来说，浓茶中含鞣酸较多，容易引起便秘，清晨一杯淡盐水或蜂蜜水，是更恰当保险的清肠胃办法。

第三章

运动：从头到脚保健康

"生命在于运动"，适量运动，不仅可以调整中枢神经系统功能，增强新陈代谢，增强心脏和呼吸功能，提高机体的免疫能力，还可以促进消化和吸收，提高身体的灵活性、准确性，减轻骨、关节、肌肉的退化性改变等。下面介绍的医疗保健操、五禽戏、八段锦，从头到脚保健康，都是适合中老年人平时练习的传统养生方法，长期坚持练习，定会让每一位中老年人身体健康，开心快乐。

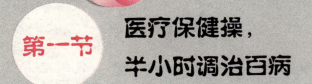

第一节 医疗保健操，半小时调治百病

医疗保健操的神奇功效

医疗保健操是伴随着人类产生而发展起来的一门预防和康复医学，它集中了我国导引术、按摩学、养生学、气功、针灸、穴位等医学原理、方法和精华，继承和发扬了祖国医学的经络、脏腑等基本理论，去掉神秘化和不科学的部分，吸取了现代医学、解剖学、生物学、人体化学、人体物理、预防和康复医学等基本理论和长期实践的精华，经过许多医学专家及学者的精心研究和实践，逐步积累和发展起来的。

医疗保健操能调整全身各器官，疏通脉络，促进血液循环，加强新陈代谢，松懈和改善肩带、肘腕、膝盖、肢体等关节和软组织的活动，避免粘连和痉挛。通过按摩穴位，从头部、腰部、腿部一直到肢部进行四肢与躯干有节奏地全面地活动，能全面提高神经体液的调节功能，增强大脑和内脏、器官的活动能力。据调查，医疗保健操的神奇功效主要表现在以下几个方面：

1. 对神经系统的病效果最为明显。如神经性头疼、神经衰弱、神经官能症，有效率为84%。

2. 对肠胃病、便秘、肝炎、肾炎、肾结石、胆结石、糖尿病患者，有效率为61%。

3. 对高血压、心脏病、脑血管硬化、偏瘫患者，有效率为81%，肥胖症减轻体重的效率为81%。

4. 对风湿性关节炎、腰腿疼、肩周炎、硬腱鞘、抽筋、麻木，有效率为71%。

5. 对气管炎、支气管炎、哮喘、肺气肿病，有效率为61%。

6. 对鼻窦炎、鼻出血、嗅觉不灵等鼻病，有效率为64%。

7. 对眼病，如白内障、沙眼、花眼有效率为65%。

8. 对耳病，如耳聋、耳鸣有效率为64%。

9. 对肿瘤病的有效率为50%。对癌症也有一定的防治作用。

医疗保健操适合不同年龄、性别、职业和体质的人，练习时无须任何器具。各人应当根据自己的身体条件，速度由慢到快，活动量由小到大，次数由少到多，循序渐进，耐心细致，反复进行。各个动作可以连续全面地做，也可以有重点有选择地做，因人而异，因病而定，不强求统一，不强求一致，但要求动作准确，持之以恒。不要过度疲劳，以感觉舒适为宜。

 预备势：排除杂念

取站姿，两脚自然分开，与肩同宽，头正，眼平视，全身放松，上虚下实，上虚是指脐以上的上体要虚灵，好似空灵无物；下实是指脐以下的下体要充实，好似精力充沛、内气满盈。思想安静，排除杂念。

第①节 游臂

【功效】 沟通任脉和督脉，舒展经络，防治腹痛、水肿、便秘、尿频、虚损腰痛、头晕耳鸣、手足逆冷等症。

【动作】 取站姿，用右掌心拍打肚脐，同时左手背拍打身后与肚脐相对称的命门穴，力量稍重。左右臂各拍打32下。

【提示】 拍打时手落呼气，手起吸气。两臂一前一后交替进行。配合拍打，两膝一曲一伸。

第②节 转腰

【功效】 舒通经络，增加腰部血液供应，防治腰肌劳损、闪腰岔气、习惯性便秘，缓解肠粘连，消除腰疲劳。

【动作】 取站姿，两手叉腰，两拇指在后掐住命门穴两旁各1.5寸的肾俞穴。先顺时针方向转腰，同时带动肚脐以下的两胯和两膝做小幅度旋转，转16圈。再逆时针方向旋转16圈。

【提示】 转向前吸气，转向后时呼气，上身和两脚保持不动，两腿要伸直。

第 3 节 甩臂

【功效】活动肩肘关节，增强手指末梢神经的经络活动，舒展内脏，防治肩周炎、手臂麻木。

【动作】两臂高举头顶，手心向前，自然下甩，下限不超过臀部，双膝配合一曲一伸，轻松自然。甩16次。

【提示】上甩吸气，下甩呼气。下甩时要干脆利落，轻松自然。

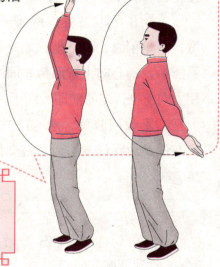

第 4 节 双摇臂

【功效】沟通任脉和督脉，舒展经络，防治腹痛、水肿、便秘、尿频、虚损腰痛、头晕耳鸣、手足逆冷等症。

【动作】取站姿，用右掌心拍打肚脐，同时左手背拍打身后与肚脐相对称的命门穴，力量稍重。左右臂各拍打32下。

【提示】上摇时吸气，下摇时呼气。摇臂时要身心放松，速度适中。

第 5 节 推 拳

【功效】 舒展肩、背、胳膊部位的经络，增强臂力、强身健体，辅助治疗全身无力、腰酸腿软、消化不良等。

【动作】 取站姿，两脚分开一肩半宽，两腿稍曲，臀下坐，如骑马势。双手握拳，拳心向上置两侧腰间。先右拳用力向前推，拳心随即改向下，再用力把右拳收回腰侧，拳心改向上。换左拳，用同样方法，左右交替，共推32次。

【提示】 拳推出去时呼气，收回两腰间时吸气。

第 6 节 拍 胸

【功效】 促进胸部心肺区气血畅通，有助于缓解气闷、胸闷、胸痛。

【动作】 右手掌拍打左胸心前区，再用左手掌拍打右胸肺区。左右交替进行，两边共拍打32次。

【提示】 拍打左胸时吸气，拍打右胸时呼气。拍打的力度以稍重为好，以自我感觉舒适为度。

第 7 节 叉跳

【功效】活动全身关节，促进血液循环，使全身轻松舒适。

【动作】取站姿，两臂自然下垂，然后交叉在身前，两臂一左一右，互相摆动。第一次摆动，右臂在前，左臂在后，第二次摆动，左臂在前，右臂在后。交替进行。同时两脚一上一下，原地跳动。共跳32次。

【提示】原地跳动时，大腿要稍抬高，抬高右腿时吸气，放下右腿时呼气。冬季做此运动应加倍。

第 8 节 打背

【功效】舒展肩部和背部经络，防治肩周炎、高血压，调节气血，解除肩背酸痛。

【动作】自然站立，两脚分开与肩宽，右手掌经身前用力拍打左肩肩井穴（在颈旁肩部高处），同时左手背经身后用力拍打右后背肾俞穴（与肚脐对称后背正中门的命穴旁1.5寸处），换左手掌和右手背用同样方法拍打右肩和左背。左右手掌交替拍打。两边共拍打32次。

【提示】右手掌拍打左肩时吸气，左手掌拍打右肩时呼气。

第三章 运动：从头到脚保健康

第9节 扩 胸

【功效】疏通气血、宽胸健肺，增强心肺功能；运肘练臂，能够增强免疫功能，同时对纠正鸡胸、预防癌症都有一定的辅助治疗作用。

【动作】自然站立，两脚分开与肩宽。两手握拳，拳心向内，肘平曲，左拳在右肘上，拳稍微超过肘，吸气，两臂用力向胸两侧扩展、挺胸、呼气。随即两拳回复平曲，左拳回到右肘下，用同样方法向胸两侧扩展，交替进行，共做32次。

【提示】扩胸时身板要挺直，保持呼吸通畅。

第10节 单摇臂

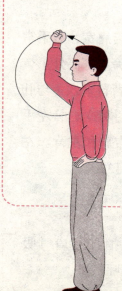

【功效】舒筋活络、畅通气血，活动肩、肘、关节和经络，有助于防治肩周酸疼、上肢麻木等。

【动作】自然站立，两肢分开，与肩同宽。左手叉腰，拇指在后。右臂斜上举，以肩为中心，由前、下、后、上方向划12圈。再由前、上、后、下方向划12圈，最后一圈手指向前甩出后，拉回叉腰。然后换左臂单摇，方法同上。

【提示】上摇时吸气，下摇时呼气。

第 11 节 甩 拳

【功效】 活动肩、颈、臂、腰部各关节，对老年慢性气管炎、哮喘、肺气肿有辅助治疗作用。

【动作】 取站姿，两脚自然分开。两手握拳，腰向左转，左拳向左甩出，与肩平，吸气，同时右拳移放左胸处，头随着左拳转动，眼注视左拳的前方。然后腰向右转，用同样方法甩右臂，呼气。左右交替，共甩16次。

【提示】 甩拳时用力不可过猛，以防腰肌或手臂关节受伤。

第 12 节 搂 拳

【功效】 促进血液循环，增强新陈代谢，活动上肢和肌腱关节，并对脾胃有一定的调理作用。

【动作】 取站姿，两脚分开一肩半宽，两腿稍曲，臀半蹲，上身挺直，呈骑马姿态。两手握空拳，置于两侧腰间，拳心向上。右臂向前平伸，掌心转向右，用力往腰间拉回，拳心转向上。再换左拳，方法同上。左右交替进行，共搂拳24次。

【提示】 出拳时吸气，往腰间拉拳时呼气，动作不可过猛，要保持适中。

第13节 左右弯腰

【功效】活动腰部、脏腑及脊柱，并对脾胃有一定的调理作用。

【动作】取站姿，两脚分开一肩半宽。双手叉腰，拇指在后，扣住命门穴侧1.5寸处的肾俞穴。上身慢慢往右弯，臀稍左移，重心落在左脚。一弯一起，连续8次。用同样方法再向左弯8次。

【提示】弯腰呼气，起来吸气。可以根据自己的身体情况增加锻炼的次数。

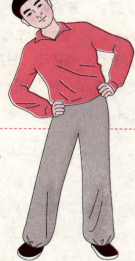

第14节 原地跑

【功效】舒活肩、肘及腿部的经络，蠕动内脏，加快血液循环，对消化系统疾病有一定的辅助治疗作用。

【动作】取站姿，两脚自然分开。握拳，曲肘，两臂摆，原地跑步，脚平放落地。跑64步，冬天加倍。

【提示】抬右腿时吸气，抬左腿时呼气。

第15节 慢游臂

【功效】解除疲劳。

【动作】左臂向前上摆,与肩平;右臂同时向后摆,不要用力,自然上下,左右臂交替进行。配合手臂运动,两膝盖一曲一伸。共32次。

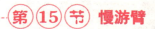

【提示】手臂向上摆时吸气,向下摆时呼气。

第16节 捈 手

【功效】增强臂部力量,防治两手无故颤抖。

【动作】取站姿,两脚自然分开与肩同宽。肘平曲,两手平放,手心向下,并齐在右腰前,由右向左用力捈四下,力量在前臂和手掌上,颤动手指。再由左向右用力捈四下,交替进行。共32下。

【提示】按捈时呼气,手起时吸气。捈手时要注意掌握身体平衡。

第17节 上摇球

【功效】舒活肩、肘部的经络,增强脑垂体平衡功能,对增强视力有好处。

【动作】取站姿,两脚分开一肩半。两手如抱球,举在头前部,略抬头,沿上、左、下、右方向摇12圈,眼跟着手转。方向相反再摇12圈。

【提示】上摇时吸气,下摇时呼气。

第18节 中摇球

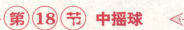

【功效】舒活肩、肘部的经络,增强脑垂体平衡功能,对视力有好处。

【动作】取站姿,两脚分开一肩半宽。两手如抱球,放在胸前,沿上、左、下、右摇12圈,眼睛平视前方。方向相反,用同样方法再摇12圈。

【提示】上摇时吸气,下摇时呼气。

第19节 下摇球

【功效】活动肩、肘经络,增强脑垂体平衡功能,增强视力。同时,还可以活动腰部经络。

【动作】取站姿,两脚分开一肩半宽。两手如抱球,向前弯腰50度左右,两手从头顶部上方,沿上、左、下、右方向划大圈12圈。反方向再摇12圈。

【提示】上摇时吸气,下摇时呼气。

第20节 抓 空

【功效】调节心、肺、肝、胆的功能,舒展手臂部的关节、经络,防治肩部及臂部疾病,如肩周炎及手臂麻木、酸痛等。

【动作】自然站立,两脚分开与肩同宽。两臂自然下垂左右体侧。伸右臂,高举头顶前方,手指松开,掌心向外,右手向头前方用力一甩抓空握拳,立即使劲收回体侧原位。换左臂,用同样方法交替进行,左右共做32次。

【提示】手臂高举头顶时吸气,手臂收回体侧时呼气。

第21节 摇放辘轳

【功效】增强脏腑蠕动，调理脾胃功能，同时还有助于舒展肩、肘、腰部的经络，使关节灵活。

【动作】取站姿，右腿向前跨一步，两臂前伸，两手握空拳，手心向下，如摇辘轳，由上往下摇，右腿微曲，左腿伸直；由下向上摇，左腿随着微曲，右腿伸直，摇到胸前要挺胸后仰。摇16圈。换左腿跨前一步，两手放辘轳，方向相反，方法同上，摇16圈。

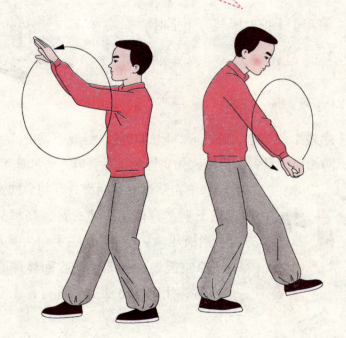

【提示】由上向下摇时呼气，由下向上摇时吸气。

第22节 摸鱼

【功效】活动腰、腿、肩、肘各关节经络。

【动作】取站姿，左腿向前跨一步，伸直，右膝微弯，两肘平直，两手伸平并齐，从右向左划大圈。划到左前方，左腿微曲，右腿伸直，上身挺直向前倾；沿左胸向右划，左腿伸直，右膝微曲，上身挺直向后倾。划12圈。换右腿向前方跨一步，用同样方法，方向相反，再划12圈。

【提示】上身挺直向前倾时呼气，上身挺直向后倾时吸气。

第23节 大转腰

【功效】健肾活腰，促进气血通畅，有助于防治腰肌劳损，对腰疼及腰、胯酸麻有一定的辅助治疗作用。

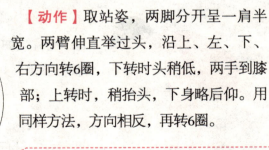

【动作】取站姿，两脚分开呈一肩半宽。两臂伸直举过头，沿上、左、下、右方向转6圈，下转时头稍低，两手到膝部；上转时，稍抬头，下身略后仰。用同样方法，方向相反，再转6圈。

【提示】由上向下转时呼气，由下向上转时吸气。转圈时节奏要缓慢，防止摔倒。

第24节 挖泥

【功效】舒展腰、膝、上髋关节，调节五脏六腑的功能，并有助于防治肥胖症。

【动作】取站姿，两脚分开与肩同宽。两臂举在头顶两侧，手心向外。右手从右侧，左手从左侧下移，同时两腿慢慢下蹲，待两手移动到脚步前方时，手心转向上随身上托，两腿跟随慢慢直立。反复共做8次。

【提示】两臂上举时吸气，两腿慢慢下蹲时呼气。

第25节 拍打膝盖

【功效】使腿局部温度提高，血液循环加快，能有效缓解膝盖的一些不适，比如膝盖发软、不明原因的疼痛等。对改善手掌的血液循环也有非常好的作用。

【动作】取站姿，双脚分开与肩同宽，上身微屈，掌心成碗状，双手交替拍打膝盖。共拍打32下。

【提示】打右膝吸气，打左膝呼气。在拍打的过程中，手一定要把膝关节扣住，而且一定要用力。在拍打后，你会感到膝盖和手掌都是火辣辣的。刚开始拍打时会有一些不适，继续拍打几天就会自然好转。

第 26 节 回头看足跟

【功效】防治肩、腰、肘、脊柱部位的关节骨质增生,对颈椎软骨骨质增生有一定的辅助治疗作用。

【动作】取站姿,两脚分开与肩同宽。肘平曲,两手并齐放在左侧腰部,头向右后转动,带动上身,两眼看到右足跟时,双手随着转到右后方,吸气,双手向下按一下,呼气。然后头向左后转,用同样方法,交替进行共16次。

【提示】注意保持身体平衡,防止摔倒。

第 27 节 大弯腰

【功效】舒展腰、背、脊柱的经络,对闪腰岔气、腰背酸疼、脊柱侧弯有一定的辅助治疗作用。

【动作】取站姿,两脚自然分开与肩宽。两手交叉,手心向上,手臂往上伸直,连举3下,连续吸气3次;向前弯腰,两手向下慢慢按压3下,连续呼气3次。重复两次。两手交叉再举3下后,腰向右转,用同样方法从上向右脚面按3下。重复2次。腰向左转,从上向左脚面,用同样方法按3下。重复2次。

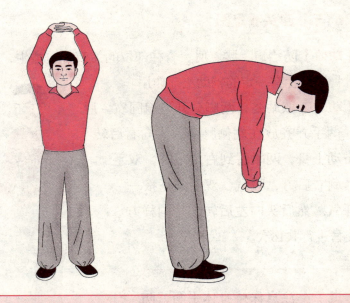

【提示】初练时按不到脚面，经过锻炼，才能逐步达到。练习时腿要伸直，不能弯曲。

第28节 前后弯腰

【功效】沟通任督二脉，增强腰椎功能，用于防治罗锅、驼背，对体虚、肾亏、腰酸、背痛和腰椎骨质增生有一定的辅助治疗作用。

【动作】在后腰处两手抱肘，上身向前尽可能弯腰，呼气。再尽可能向后仰，吸气。共做16次。

【提示】注意保持身体平衡，防止发生意外。

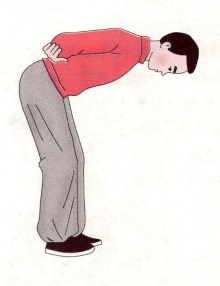
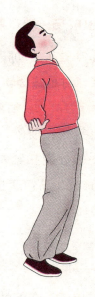

第 29 节 转 腰

【功效】舒通经络，增加腰部血液供应，防治腰肌劳损、闪腰岔气、习惯性便秘，缓解肠粘连，消除腰疲劳。

【动作】取站姿，两手叉腰，两拇指在后掐住命门穴两旁各1.5寸的肾俞穴。先顺时针方向转腰，同时带动肚脐以下的两胯和两膝做小幅度旋转，转16圈。再逆时针方向旋转16圈。

【提示】转向前时吸气，转向后时呼气，上身和两脚保持不动，两腿要伸直。此节与第二节转腰相同。重复练习一遍有助于消除以上各节弯腰活动可能引起的腰肌疲劳，防治外伤和闪腰岔气。

第30节 转 膝

【功效】活动膝盖和关节，增强腰、腿、足、膝的功能，抵抗衰老，对足膝痿软、酸痛、乏力和鹤膝风等症有疗效。

【动作】取站姿，两脚自然分开与肩同宽。上身稍微前俯，两腿下蹲，两膝并拢，两手手心分别扣紧左右膝盖，膝关节从右、前、左、后方向旋转16圈；方向相反再转16圈。

【提示】向前转时呼气，向后转时吸气。

第31节 压 腿

【功效】舒展膝关节经络，防治腿部疾病。同时还可以消除膝关节疲劳。

【动作】取站姿，两脚分开一肩宽。两腿伸直，上身前俯，两掌心分别扣住左右膝盖，用力压膝盖16次。

【提示】掌心下压时呼气，掌心起来时吸气。

第32节 前踢腿

【功效】活动腿、膝、踝关节，防治下肢无力、风湿麻木、酸痛，并对大小腿痉挛症有一定的辅助治疗作用。

【动作】自然站立，双手叉腰，拇指在后，紧扣左右两侧的肾俞穴。右大腿抬平，吸气，脚尖向下，脚面绷直，右脚尖向前踢，呼气，右脚还原。换左腿，用同样方法前踢。交替进行，共踢32下。

【提示】年龄较大者做此练习要注意安全，防止摔倒。

第33节 原地小跳

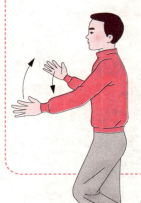

【功效】调节五脏六腑，活动全身肌肉、关节，有助于全身气血的畅通。

【动作】自然站立，两臂向前平伸，手心相对，先右臂，后左臂，交替上下摆动，同时两腿交替抬高，一上一下原地跳动，脚平落地。共做32次。

【提示】左腿抬高时吸气，放下时呼气。

第34节 七 敲

【功效】活动手腕、灵活手指，防治手腕、手掌、手指肿麻无力。同时还有助于增强心肺功能。

【动作】

一敲大陵穴：两手握空拳，拳心相对，两手腕关节横纹的正中两筋之间的大陵穴，对敲32次。有助于治疗心脏病、胸痛、胸闷，缓解紧张情绪。

二敲腕骨：两手握空拳，放松，右拳在上，拳心向上，左拳在下，拳心向下，放松，腕骨对腕骨，用力敲打16次。换左拳在上，用同样方法，再敲16次。有助于调整内脏功能，预防及治疗糖尿病。

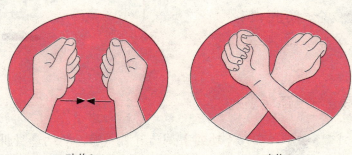

动作1　　　　　　　　　　动作2

三敲合谷穴：双手握空拳，拳心向下，手臂向前平伸，用右拇指关节的高处敲左手合谷穴（拇、食两指张开，以另一手的拇指关节横纹放在虎口边缘上，拇指尖到达之处，就是合谷穴）16次；换左手，用同样方法敲右手合谷穴16次。预防及治疗颜面部位的疾病，如鼻炎、视力模糊、口齿疼痛、头痛及预防感冒。

四敲后溪穴：肘曲两手握空拳，拳心向里，第五掌骨小头后方的掌横纹头的两手后溪穴，对敲32次。放松颈项肌肉群，预防骨刺、骨头退化，主治头项强痛。

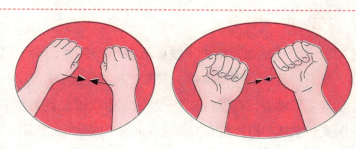

动作3　　　　　　　　　动作4

五叉虎口：两手拇指、食指分开，掌心向下，对叉虎口（相当于合谷穴），叉32次。预防及治疗手麻、脚麻等末梢循环疾病。

六叉八邪穴：两手十指张开，手心向里，十指对叉五指歧骨间的八邪穴，32次。预防及治疗手麻、脚麻等末梢循环疾病。

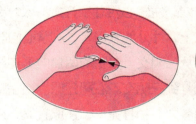

动作5　　　　　　　　　动作6

七打内劳宫：右拳掌骨高处敲打左手掌心的内劳宫穴。屈指握拳时，中指与无名指之间，即内劳宫。敲6次。换左拳敲打右掌心内劳宫16次。有消除疲劳、提神的作用。

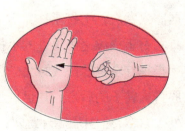

动作7

【提示】练习时可以根据自己的身体状态选择有针对性地敲打方法。

第35节 八 打

【功效】舒筋活血，促进下肢血液循环，有助于防治下肢关节酸痛、坐骨神经痛、下肢麻痹、偏瘫和功能性腰腿痛等。

【动作】取站姿，右脚向前跨一步，左腿微屈，上身向前弯。一打三阴交：左掌心拍打右脚内踝骨直上四个横指处的三阴交穴，右掌心在右脚外侧对应处同时拍打24次；二打足三里：右掌心拍打右腿外膝眼下三寸、胫骨外侧一横指处的足三里穴，左掌心在右腿内侧对应处同时拍打24次；三打阳陵泉：右掌心拍打腓骨小头前下方凹陷处的阳陵泉穴，左掌心同时拍打侧对应处24次；四打风市、血海穴：直立时，两手垂直中指尖触到处是风市穴；髌骨内上缘二寸是血海穴。以右掌心拍打风市穴，左掌心同时拍打血海穴24次；五打箕门：以左掌心拍打血海穴上六寸处的箕门穴，右掌心同时拍打右侧对应处24次，然后两掌心从三阴交沿着腿的两侧向上连续拍打到箕门，再从箕门向下连续拍打到三阴交。右腿还原。换左腿向前跨一步，用同样方法拍打左腿各穴。拍打完毕，还原直立；六打居髎：（髋关节处）右掌心拍打右腿居髎穴，左掌心同时拍打左腿居髎穴24次；七打承扶：臀下蹲，右掌手指拍打右臀下横纹之中央处的承扶穴，同时左掌手指拍打左臀承扶穴24次；八打环跳：（在股骨大转子的后方，并足直立时出现的凹陷处）右掌心拍打右腿环跳穴，左掌心拍打左腿环跳穴24次。两掌心从两腿的居髎，经承扶同时连续拍打左腿环跳穴24次。两掌心从两腿的居髎经承扶同时连续拍打到环跳，再从环跳连续拍打到居髎。

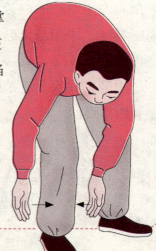

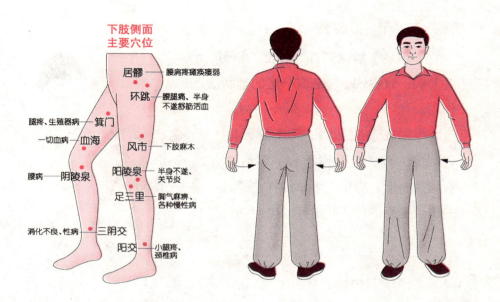

第 36 节 蹲 堆

【功效】活动腿、踝部的关节及经络，增强腿部力量，有助于防治下肢酸软无力、疼痛及髋、膝关节炎等。

【动作】自然站立，两脚分开与肩同宽。两臂前伸与肩平，手心向下，两腿慢慢弯屈下蹲，上身挺直。反复8次。

【提示】下蹲时呼气，起立时吸气。最好深蹲，蹲到底，但不要勉强，视自身状况而定。

第 37 节 打膝盖

【功效】解除腿部、膝部的疲劳，预防膝关节病，对腿软、腿痛有一定的辅助治疗作用。

【动作】取站姿，两脚分开与肩同宽。膝关节微屈，右手掌拍打右膝盖一下；再用左手掌拍打左膝盖一下。交替进行，共拍打32次。

【提示】拍打右膝盖时吸气，拍打左膝盖时呼气。

第 38 节 抱后脑颠足跟

【功效】沟通任、督二脉，使大脑、脊髓充满活力。同时有助于防治足跟病和痔疮。

【动作】双手交叉，抱住后脑颠足跟，脚跟颠起，然后再落地。一起一落为1次，共颠8次。

【提示】脚跟颠起时吸气，落地时呼气。颠脚跟时要收腹提肛。

第 39 节 托 腹

【功效】调理五脏六腑的功能，防治习惯性便秘、肠胃病、肥胖症。

【动作】取站姿，两脚分开一肩半宽。身体自然放松，两手交叉，手心向上，身下沉，两手托住小腹不动，两腿膝盖上下颠动200次。

【提示】膝盖下颠时呼气，上颠时吸气。

第 40 节 左右蹬腿

【功效】活动下肢关节，防治腿、膝酸痛无力有疗效。

【动作】两手叉腰，拇指在后，紧扣肾俞穴。右腿侧曲收回，吸气，随即足跟用力向右蹬出伸直，呼气。换左腿用同样方法，交替进行。左右共做16次。

【提示】初次练习时蹬腿不可过猛，以防拉伤肌肉或关节。

第 41 节　后踢腿

【功效】活动下肢关节，防治腿膝酸痛无力。

【动作】两手叉腰，拇指紧扣肾俞穴。右腿后屈，足跟踢臀部，然后腿落地。换左腿，用同样方法交替进行。左右共做16次。

【提示】踢臀部时吸气，腿落地时呼气。注意保持身体平衡，以防摔倒。

第 42 节　转脖颈

【功效】活动颈部关节，有助于防治颈椎病、晕车、晕船、神经官能症等。

【动作】两手叉腰，拇指在后，两眼微闭，头由右、下、左、上方向慢慢转6次。方向相反，用同样方法再慢转6次。

【提示】向下转时，尽量低头，呼气；向上转时，尽量仰头，吸气。高血压患者不做"转脖颈"，改做"搓脖颈"。

第 43 节 搓脖颈

【功效】使颈项灵活，精神焕发，防治颈骨增生、落枕和扭伤。

【动作】两手手掌紧按后脖颈，用力向左右来回搓32次。搓毕，右手掌紧紧抓住后脖颈的中央捏5下。

【提示】向左搓呼气，向右搓吸气。

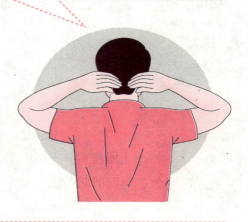

第 44 节 揉搓压膝

【功效】活动膝关节，防治膝关节疾病。

【动作】左腿向前跨一步，伸直，右腿微屈，双手叠在一起，左掌在下，放在左膝上，从左、下、右、上方向揉16圈。揉毕，不要站立，双手上下搓膝16次。向下搓呼气，向上搓吸气。搓毕，双手用力在膝盖上向后慢压16次。向下压呼气，掌心略起时吸气。压毕，左腿收回还原。换右腿，用同样方法做揉膝、搓膝和压膝动作。

【提示】换右腿时，右手在下，左手在上。

第45节 洗眼

【功效】增加肌肉弹性,防治眼睑下垂,促进眼周围组织气血畅通,对近视、远视、白内障、老花眼有一定的辅助治疗作用。

【动作】两手半握拳,眼微闭,两拇指弯曲,拇指背分别轻轻地压在左右眼球上,将上眼皮向内眼角晃动。晃32次。

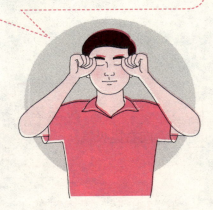

【提示】上眼皮向内眼角晃动时呼气,晃回时吸气。

第46节 摩眼皮

【功效】促进眼部血液循环,防治干眼病,缓解青光眼和白内障。

【动作】两手中指腹轻轻地从左右两个内眼角顺着上眼皮往外眼角划圈,吸气;再往回沿下眼皮划到内眼角,呼气。共16圈。

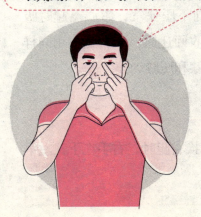

【提示】按摩的力度宜轻柔,以感觉不到疼痛为宜。

第 47 节　摩鱼腰

【功效】使眼睛明亮，防治各种眼病，如角膜炎、流泪、白内障等，此外，还可以防治偏头痛。

【动作】两眼微闭，两手的中指和食指由两眉之间的印堂穴，分别沿眉毛用力横摩到太阳穴，吸气。手指离开太阳穴，呼气。反复做16次。

【提示】按摩的力度不宜过大，以感觉不到疼痛为宜。

第 48 节　晃承泣、四白

【功效】防治近视、远视、老花眼。

【动作】两眼微闭，两手中指指腹压住承泣、四白，同时分别向里晃动，呼气；晃回吸气。共16次。

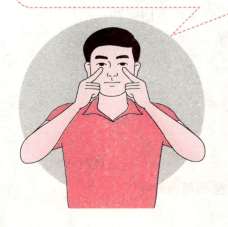

【提示】眼平视，瞳孔直下，在下眼眶边缘上即是承泣穴。眼眶下正中一横指处即是四白穴。

第49节 揉睛明

【功效】改善眼球周围血液循环，增强视神经及眼肌功能，消除视力疲劳，用于防治见风流泪、近视、远视、老花眼等。

【动作】左手叉腰，右手拇指和食指指腹轻轻地捏揉两眼内眼角的凸部，这是泪管头，手不离开，连捏带揉16圈。

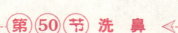

【提示】向下揉时呼气，向上揉时吸气。

第50节 洗鼻

【功效】促使鼻黏膜血液循环加快，增强耐寒力，使嗅觉灵敏，经常练习可防治感冒、鼻炎、鼻窦炎、鼻出血。

【动作】两手中指指腹紧按鼻翼两侧，同时从两边鼻尖处挤一下，用力沿鼻梁向上搓到内眼角；再轻轻搓回鼻翼两侧。上下为1次，共做16次。

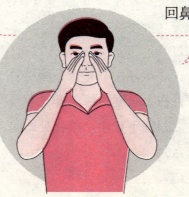

【提示】向上搓时吸气，搓回鼻翼时呼气。

第 51 节 按迎香

【功效】维护嗅觉功能，可防治鼻炎、鼻塞、鼻窦炎、牙痛、感冒等。

【动作】双手食指按揉鼻翼两旁的迎香穴。共揉16圈。

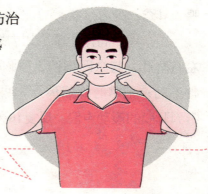

【提示】向上揉时吸气，向下揉时呼气。

第 52 节 指 耳

【功效】增强听觉功能，防治耳鸣、耳聋、听力减弱。

【动作】双手握拳，食指伸直，分别捅进左右耳孔向前转3圈，再向后转3圈，往里一捅拔出来。共做8次。

【提示】每圈向上时吸气，向下时呼气。

第53节 震耳

【功效】增强听觉功能，防治耳鸣、耳聋、听力减弱。

【动作】将两手掌心用力按压左右耳孔，其余四指按压后脑枕骨不动；把掌心骤然离开，可以听到耳膜的震动声浪。反复10次。

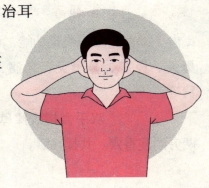

【提示】两掌心按压左右耳孔时吸气，骤然离开时呼气。

第54节 搓手

【功效】促进手部血液循环，防治手部麻痛无力。

【动作】右腿跨前半步，伸直，左腿微屈。右手放在右膝上，左手心按住右手背，从手背用力搓到手指；从手指搓回手背。共32次。右腿还原，左腿跨前半步，用同样方法搓左手32次。

【提示】由手背搓向手指时呼气，从手指搓回手背时吸气。

第 55 节　全身抖动

【功效】调理内脏功能，消除疲劳，增强全身血液循环。睡前做，可防治失眠。

【动作】全身放松，两臂自然下垂，两膝稍屈，一屈一伸，带动全身抖动。两手、两膝和全身肌肉、内脏、乳房、男子阴囊、女子阴部等，都有抖动感，上下牙齿也抖动。手、膝下抖时呼气，上抖时吸气。速度不宜太快。共200下。

【提示】手和上肢有病，宜两手下垂；高血压和腿病患者，手呈90°平放；腰疼和心脏病患者，手呈50°斜放。

第 56 节　干洗面

【功效】调整血压、明目醒脑、消除疲劳、促进面部血液循环，防治低血压、高血压、眩晕、衰老。

【动作】两手掌心紧按两腮下部，手指向上，两中指分别按紧鼻两侧，用力向上搓擦，经过双眼到上额时，吸气，改变方向，右掌在前，手指向左，左掌在后，手指向右，继续用力搓擦，经过头顶到后颈时，呼气，两掌分开，右掌沿右脖颈，左掌沿左脖颈，回到两腮下部，共做16次。

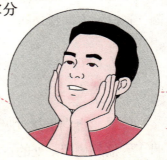

干洗面

【提示】洗面时最好把手先搓热再洗面。

第57节 十指干梳头

【功效】改善大脑供血供氧，提高大脑思维能力，增强记忆力，增强脑部血液循环，用于防治动脉硬化、中风等。

【动作】除拇指外，两手手指并列一字形置于前额头发边缘的中央，吸气，手心向后，用指尖和指甲向后梳头，经过头顶梳到后颈，呼气。反复16次；两手手指分别置于前额两角的头发边缘，吸气，向后梳，经过耳后到后脖颈，呼气。共做16次。

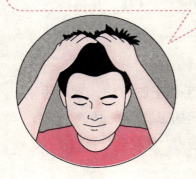

【提示】干梳头时手指要朝着一个方向梳，不可像拉锯似的梳。指甲要剪短，以免伤着头部皮肤。

第58节 揉风池

【功效】祛风散寒，增强人体抵抗力，用于防治中风、头痛、眩晕、颈项强痛、目赤痛、目泪出、耳聋、感冒等。

【动作】两眼平视前方，两手拇指分别紧按两个风池穴，顺时针方向揉16圈，逆时针方向揉16圈。

【提示】向上揉时吸气，向下揉时呼气。风池穴位于后脑枕骨下大筋外侧凹陷处的左右，与耳垂相平处。

第59节 揉太阳

【功效】清脑明目、解除疲劳，用治头晕眼花、头痛、偏头痛、眼睛疲劳、牙痛等疾病。

【动作】用两手拇指指腹分别压住左右两个太阳穴，顺时针方向用力按揉16圈，逆时针方向再按揉16圈。

【提示】向上转时吸气，向下转时呼气。

第60节 转眼珠

【功效】防花明目，消除眼疲劳，用于防治近视、弱视和视力衰退。

【动作】头颈保持不动，两眼珠同时顺时针方向转6圈，向前看一会，再逆时针方向转6圈。

【提示】眼珠转的幅度要大，尽量转到每个方向的顶点。

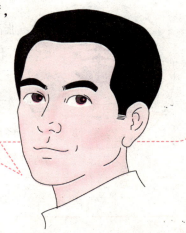

第 61 节　双掌熨目

【功效】常做此练习，可防治头晕眼花、视力模糊、近视和远视。

【动作】手心相对，将两掌掌心合拢，用力搓，使掌心发热，然后将两掌心迅速按住眼珠，眼要睁开、睁大，使热源接触眼珠。双手手指向上，手掌心按住两眼周围，沿顺时针方向压揉16圈。沿逆时针方向再压揉16圈。

【提示】向上转时吸气，向下转时呼气。

第 62 节　鸣天鼓

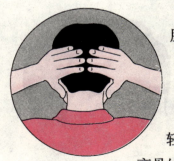

【功效】调补肾元、强本固肾、恢复脑疲劳，对头晕、健忘、耳鸣等肾虚症状均有一定的预防和康复作用。

【动作】两手紧紧按住两耳，听不到耳外声响，除拇指外，其余4指轻轻敲打小脑（脑后中央两条脖筋的上部高骨处），会听到咚咚击鼓声，共敲32下。

【提示】手指敲打小脑时呼气，手指提起时吸气。

第 63 节 搓耳

【功效】健肾壮腰、益寿延年，可防治耳鸣、耳聋，维护听觉功能。

【动作】将两手掌掌心置于两耳尖的上方，两掌向下搓擦，将耳尖压弯，盖住耳孔，搓到耳垂下部，呼气；再将耳垂推向上，使耳垂弯曲，盖住耳孔，吸气，反复搓到耳部发热为止。

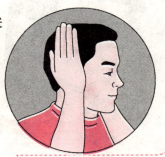

【提示】搓耳前把手搓热，尤其是在冬天，有利于促进耳部的血液循环。

第 64 节 揉耳垂

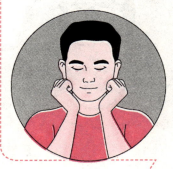

【功效】畅通全身气血，防治动脉粥样硬化。

【动作】食指在前侧，拇指在后，快速揉一次，轻轻将耳垂向下拉一下，然后将食指回到耳垂上部，共做32次。

【提示】下拉耳垂时呼气，食指回到耳垂上部时吸气。

第 65 节 叩齿

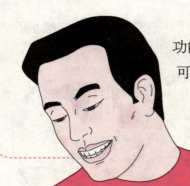

【功效】健齿、固齿,增强口腔咀嚼功能,防治老年人齿槽脱落,此外,还可增强脾胃的消化功能。

【动作】两唇轻闭,上下牙齿互相叩击,用力自然适度,共32下。

【提示】叩齿后产生的津液要咽下,不可丢弃。

第 66 节 转舌

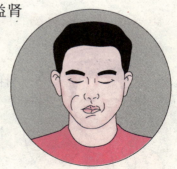

【功效】益脾胃、助消化、补益肾气、防治口干舌燥。

【动作】双唇轻闭,舌尖舔住上腭,舌尖顺时针方向在牙龈外嘴唇里转舌16圈,方向相反再转16圈,转毕,舌平放。

【提示】转舌后口中产生的津液,即唾液,鼓塞漱口3下后咽下,不可吐掉。

第 67 节 按揉内关

【功效】疏导水湿、宁心安神、理气镇痛。适用于心悸、胸闷气急、呃逆、胃痛、失眠、手臂疼痛、头痛、胸胁痛、上腹痛、心绞痛等。

【动作】右手拇指肚按揉左内关穴，食指与中指托住背相对应的外关穴，顺时针方向按揉内关穴16圈，逆时针再揉16圈。换左手，用同样方法按揉右手内关穴。

【提示】内关穴位于手腕横纹正中直上两个拇指处，即两筋之间。

第 68 节 推搓涌泉

【功效】温补肾经、益精填髓、养肝明目，适用于下肢浮肿、腰酸腿软、高血压、失眠。

【动作】睡前用热水泡脚，浸热涌泉后，用右手手指和手掌心从足跟向前用力推擦涌泉，呼气，手掌搓回吸气，反复搓100～200下，以掌心和足心均有热感为宜。换左手用同样方法搓右脚涌泉。

【提示】涌泉穴在人体足底，位于足前部凹陷处第2、3趾趾缝纹头端与足跟连线的前三分之一处，为全身俞穴的最下部。

第二节 五禽戏：华佗教给你的养生功

虎、鹿、猿、熊、鸟，养生各显神通

所谓五禽戏其实就是以模仿虎、鹿、猿、熊、鸟5种动物的形态和神态，来达到舒展筋骨、畅通经脉的一种健身方法。五禽戏的神奇养生功效主要表现在以下几个方面：

1. 虎戏可养肝

虎戏主肝，练习虎戏时模仿虎的动作要有虎威，形似猛虎扑食。威生于爪，要力达指尖，神发于目，要虎视眈眈。爪爪与目皆属肝，用力时气血所至，可以起到舒筋、养肝、明目的作用；加上做虎举与虎扑的动作时身体舒展，两臂向上拔伸，身体两侧得到锻炼，这正是肝胆经循行部位，使得肝经循行部位气血通畅。

2. 鹿戏可养肾

鹿戏主肾，鹿抵时腰部左右扭动，尾闾运转，腰为肾之腑，通过腰部的活动锻炼，可以刺激肾脏，起到壮腰强肾的作用；鹿奔时胸向内含，脊柱向后凸，形成竖弓，通过脊柱的运动使得命门开合，强壮督脉。肾藏精，督脉主一身之阳气，肾脏与督脉功能得到改善可以调节生殖系统。

3. 熊戏可养脾

熊戏主脾，熊运时身体以腰为轴运转，使得中焦气血通畅，对脾胃起到挤压按摩的作用；熊晃时，身体左右晃动，疏肝理气，亦有健脾和胃之功。脾胃主运化水谷，其功能改善不仅可以增强消化系统功能，还可以为身体提供充足的营养物质。经常练习熊戏，使不思饮食、腹胀腹痛、便泄便秘等症状得到缓解。

4. 猿戏可养心

猿戏主心，猿提时手臂夹于胸前，收腋，手臂内侧有心经循行，通过练习猿提动作可以使心经血脉通畅；猿摘时对心经循行部位也有较好的锻炼作用，加之上肢大幅度的运动，可以对胸廓起到挤压按摩作用，这些对心脏泵血功能都有好处。心主血脉，常练猿戏，可以改善心悸、心慌、失眠多梦、盗汗、肢冷等症状。

5. 鸟戏可养肺

鸟戏主肺，鸟戏主要是上肢的升降开合运动，这些动作不仅可以牵拉肺经，起到疏通肺经气血的作用，还可以通过胸廓的开合直接调整肺的潮汐量，促进肺的吐故纳新，提升肺脏的呼吸力。肺主气，司呼吸，主治节，通条水道，常练鸟戏，可以增强人体呼吸功能，胸闷气短、鼻塞流涕等症状可以得到缓解。

虎举——改善上肢血液循环

【功效】增强握力，改善上肢血液循环。

【动作】

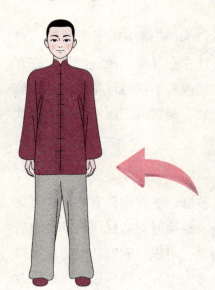

动作1：双腿并拢、直立，双手自然下垂于体侧，胸腹放松，头顶正直，微收下颌，舌抵上腭，目视正前方。然后重心稍向右移，左脚向左侧横跨一步，距离稍宽于肩，两膝微屈，意守丹田。

动作2：双手掌心向下，十指展开弯曲成虎爪状，头自然下垂，目视双手。

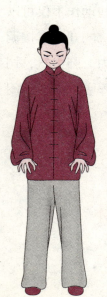

动作3：双臂外旋，小指先弯曲，其他四指依次弯曲握拳，双拳沿体前缓缓向上提。

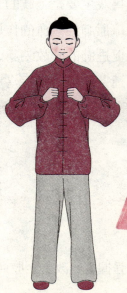

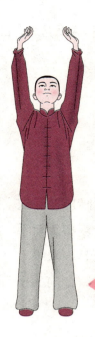

动作4：双拳上提至肩前时，十指打开，掌心向上，上举至头上方，手指再变曲成虎爪状，同时自然仰头，目视双手。

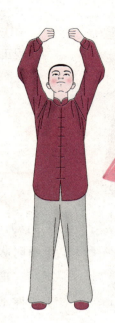

动作5：双手外旋握拳，两拳心相对，目视双拳。

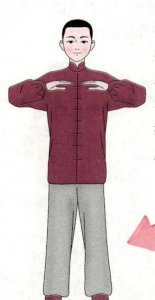

动作6：右拳缓缓往下移，移至肩前时，松拳变掌，掌心向下，指尖相对，目视正前方。

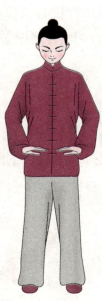

动作7：双掌缓缓下按，顺着体前下移至腹前，十指打开，掌心向下，目视双掌。重复动作1至动作7共3遍。

运动：从头到脚保健康

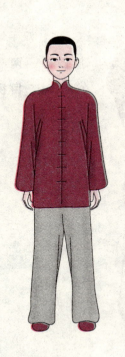

动作8：双手自然垂于体两侧，身体放松，目视正前方。

【提示】练习过程中，眼睛应随着双手而动，不可目光不定，四处观望。双手上举时吸气，下落时呼气。而且，双手上举时，要提胸收腹，拉伸躯体，如向头正上方托举重物。

虎扑

【功效】锻炼脊柱各关节的柔韧性和伸展性，增强腰部肌肉力量，对腰肌劳损、习惯性腰扭伤具有显著的治疗和预防作用。

【动作】

动作1：接虎举动作8。目视远方，双手握空拳，沿身体两侧缓缓向上提，直提至肩前上方，目视正前方。

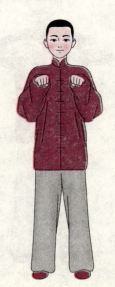

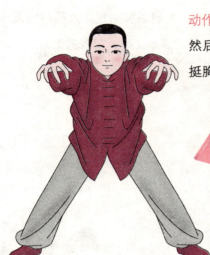

动作2：双手掌心向下，十指弯曲成虎爪状，然后向上、向前划弧，同时上半身向前俯，挺胸塌腰，头略抬，目视正前方。

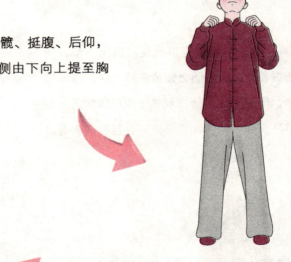

动作3：双腿缓缓伸直、凸髋、挺腹、后仰，同时双手握空拳，顺着体侧由下向上提至胸两侧，目视前上方。

动作4：双腿屈膝下蹲，呈骑马状，收腹含胸，同时双手向下划弧至双膝侧，掌心向下，十指保持虎爪状，目视前下方。

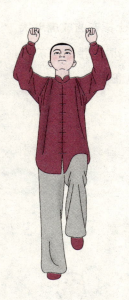

动作5：左腿屈膝抬起，大腿与地面平行，同时双拳上举，目视前上方。

动作6：左脚缓缓落下时往前迈出一步，用脚跟着地，右腿随之微微屈膝下蹲，成左虚步，同时上体前倾，双拳变虎爪状向前、向下扑至膝前两侧，掌心向下，目视前下方。

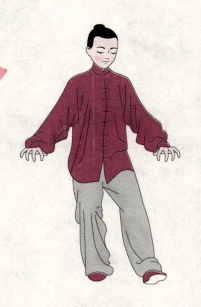

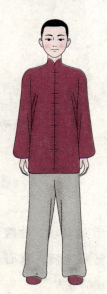

动作7：稍停一会儿，上半身缓缓抬起，左脚收回，两腿伸直，自然站立，双手随之自然下落垂于身体两侧，目视正前方。

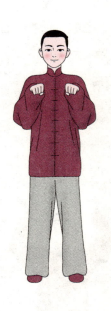

动作8：双手握空拳，沿身体两侧向上提至肩前上方，目视正前方。

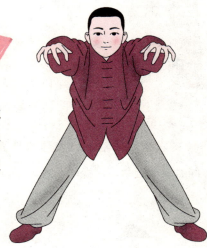

动作9：双手掌心向下，十指弯曲成虎爪状，然后向上、向前划弧，同时上半身向前俯，挺胸塌腰，头略抬，目视正前方。

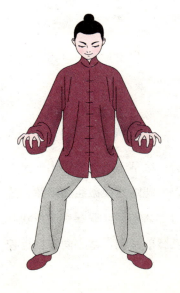

动作10：双腿屈膝下蹲，呈骑马状，收腹含胸，同时双手向下划弧至双膝侧，掌心向下，十指保持虎爪状，目视前下方。

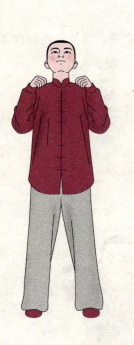

动作11：双腿缓缓伸直、凸髋、挺腹、后仰，同时双手握空拳，顺着体侧由下向上提至胸两侧，目视前上方。

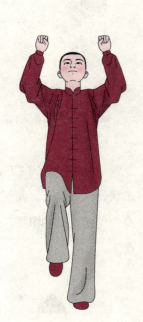

动作12：右腿屈膝抬起，大腿与地面平行，同时双拳上举，目视前上方。

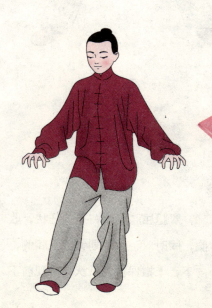

动作13：右脚缓缓落下时往前迈出一步，用脚跟着地，左腿随之微微屈膝下蹲，成右虚步，同时上体前倾，双拳变虎爪状向前、向下扑至膝前两侧，掌心向下，目视前下方。

动作14：稍停一会儿，上半身缓缓抬起，左脚收回，两腿伸直，自然站立，双手随之自然下落垂于身体两侧，目视正前方。重复动作1至动作14一遍。

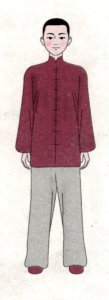

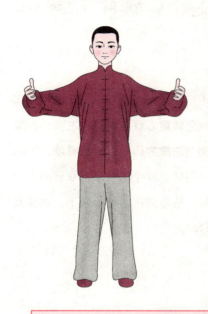

动作15：双手分别向身体前侧方举起，约与胸同高，掌心斜向上，目视正前方。

【提示】练习时要配合呼吸法，当两手顺体前上提时吸气，前伸引腰时呼气；两手收回再顺体前上提时吸气，虚步下扑时快速深呼气，然后再由丹田发出，以气催力，力达指尖，从而表现出虎的威猛。对于中老年及体质较弱或患有疾病的习练者来说，动作幅度可根据自身情况进行调整。

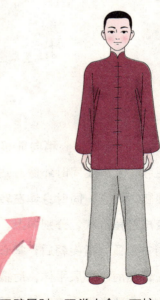

动作16：双臂屈肘，双掌内含、下按，缓缓下垂于体侧，目视正前方。

鹿抵——防止腰部脂肪堆积

【功效】强腰补肾、强筋健骨，防止腰部脂肪堆积，对腰椎小关节紊乱等症有一定的辅助治疗作用。

【动作】

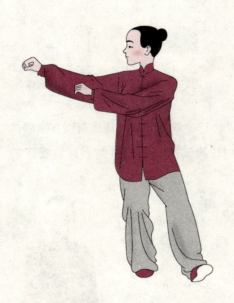

动作1：接虎举动作16。双腿微微弯屈，身体重心移向右腿，左脚经右脚内侧向左前方迈步，脚跟着地，同时身体右转，双手握空拳，双臂向右侧摆起，约与肩平，拳心向下，目随右拳移动。

动作2：身体重心稍向前移，左腿屈膝，左脚尖同时外撇、站稳，右腿随之蹬直，同时身体左转，双手变成鹿角形状，分别向上、向左、向右划弧，指尖朝后，掌心向外；左臂屈肘、外展平伸，肘抵靠左腰侧，右臂举到头前方。两眼目视右脚跟。

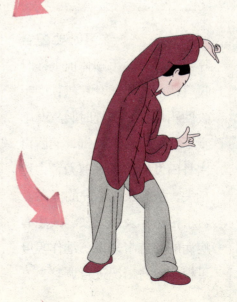

动作3：稍停，身体缓缓向右转，左脚收回，开步站立，同时双手向上、向右、向下划弧，双手握空拳自然垂于身体两侧，目视正前方。

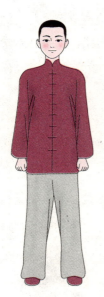

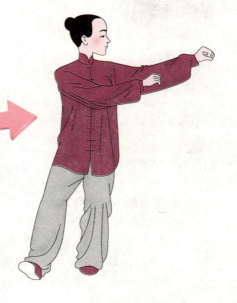

动作4：双腿微微弯屈，身体重心移向左腿，右脚经左脚内侧向右前方迈步，脚跟着地，同时身体左转，双手握空拳，双臂向左侧摆起，约与肩平，拳心向下，目随左拳移动。

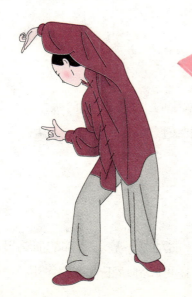

动作5：身体重心稍向前移，右腿屈膝，右脚尖同时外撇、站稳，左腿随之蹬直，同时身体右转，双手变成鹿角形状，分别向上、向右、向左划弧，指尖朝后，掌心向外；右臂屈肘、外展平伸，肘抵靠右腰侧，左臂举到头前方。两眼目视左脚跟。

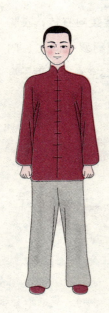

动作6：稍停，身体缓缓向左转，右脚收回，开步站立，同时双手向上、向左、向下划弧，双手握空拳自然垂于身体两侧，目视正前方。重复动作1至动作6三遍。

动作7：双手自然下垂于身体两侧，目视正前方。

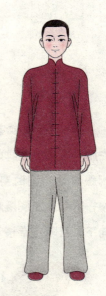

【提示】练习时应配合呼吸法，双手向上划弧摆动时吸气，双手向后伸抵时呼气。整个动作过程要缓慢柔和，忌动作过猛、过快、幅度过大。

鹿奔

【功效】疏通经络，振奋全身阳气，活动颈、肩、背部的肌肉及关节，对颈肩病症具有很好的防治作用，还可起到矫正脊柱的作用。

【动作】

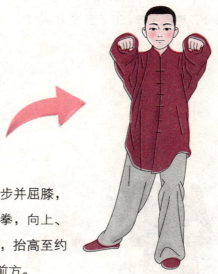

动作1：接鹿抵动作7。左脚向前跨出一步并屈膝，右腿随之蹬直成左弓步，同时双手握空拳，向上、向前划弧至体前，拳心向下，向下屈腕，抬高至约与肩平，双臂距离约与肩同宽，目视正前方。

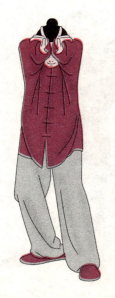

动作2：身体重心向后移，左膝挺直，同时右腿屈膝，收腹，低头，弓背，同时双臂内旋，拳背相对且向前伸，十指变为鹿角状。

动作3：身体重心向前移，上半身挺起，右腿挺直，左腿随之屈膝，成左弓步，松肩沉肘，双臂外旋，手由鹿角状变为空拳，拳心向下，稍高于肩，目视正前方。

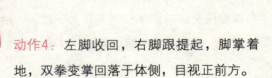

动作4：左脚收回，右脚跟提起，脚掌着地，双拳变掌回落于体侧，目视正前方。

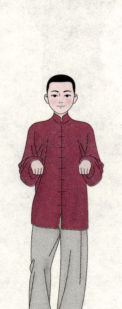

动作5：右脚向前迈出一步并屈膝，左腿随之蹬直成右弓步，同时双手握空拳，向上、向前划弧至体前，向下屈腕并抬高至与肩平，拳心向下，且双臂距离与肩同宽，目视正前方。

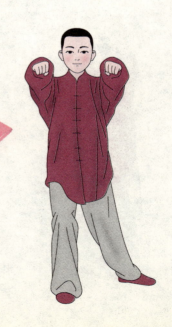

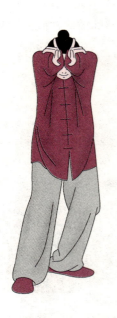

动作6：身体重心向后移，右腿挺直，全脚着地，同时左腿屈膝，低头，收腹，弓背，双臂随之内旋，双拳拳背相对且向前伸，双拳变为鹿角状。

动作7：身体重心前移，上半身挺起，左腿伸直，右腿随之屈膝，成右弓步，松肩沉肘，双臂外旋，手由鹿角状变为空拳，拳心向下，约高于肩，目视正前方。

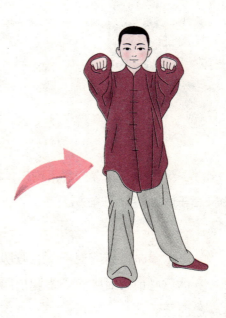

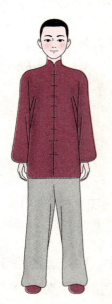

动作8：右脚收回，双脚成开立步，双拳随之变掌，回落于体侧，目视正前方。重复动作1至动作8一遍。

动作9：双手分别向身体前侧方举起，约与胸同高，掌心斜向上，目视正前方。

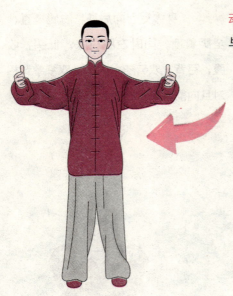

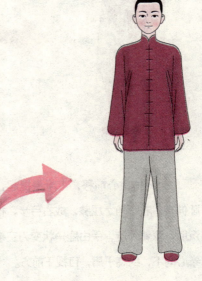

动作10：双臂屈肘，双掌内含、下按，缓缓下垂于体侧，目视正前方。

【提示】练习时应配合呼吸法，通常身体重心后移时吸气，身体重心前移时呼气。提腿前跨时，动作要有弧度，落脚时要轻盈而灵活。

熊运——帮助防治腰肌劳损

【功效】增强脾胃运化功能，对消化不良、腹胀、腹泻、便秘等也有很好的治疗作用。此外，还可以活动腰部关节，防治腰肌劳损。

【动作】

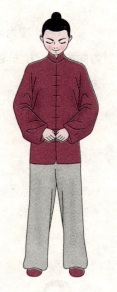

动作1：接鹿奔动作10。双手握空成熊掌状，拳眼相对，垂于下腹部，目视双拳。

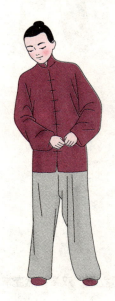

动作2：以腰、腹为轴心，上半身按顺时针方向摇晃，双拳随之经右肋部、上腹部、左肋部、下腹部画圆；目随身体摇晃而环视。重复动作1和动作2一遍。

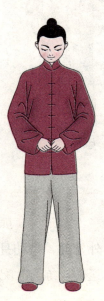

动作3：双手握空拳成熊掌状，拳眼相对，垂于下腹部，目视双拳。

动作4：以腰、腹为轴、上半身再按逆时针方向摇晃，方法同动作2，再重复练习一遍。

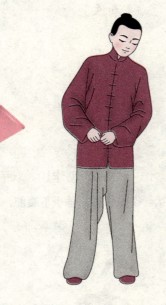

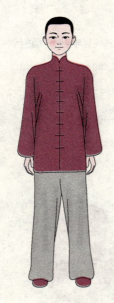

动作5：上半身缓缓立起，双拳自然变掌自然下垂于身体两侧，目视正前方。

【提示】熊运的核心在于丹田，以肚脐为中心圆，以内动向外延伸，带动身体作立圆摇转，两手轻抚于腹前，随之慢慢进行运转。练习时配合呼吸法，身体上提时吸气，前俯时呼气。

熊晃

【功效】调理脾胃及肝脏，增强髋关节的肌肉力量，提高平衡能力，对于下肢无力、髋关节损伤、膝痛等有很好的治疗功效。

【动作】

动作1：接熊运动作5。身体重心向右移，左腿随之上提，屈膝牵动左脚离地，左腿屈膝并抬起，双手握空拳，再变成熊掌状，目视左前方。

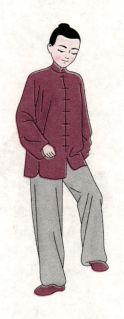

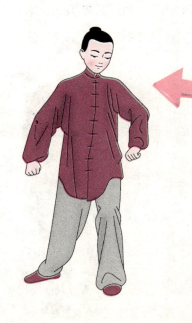

动作2：身体重心向前移，左脚向左前方迈一步，脚尖朝前，全脚踏实，右腿随之蹬直，身体向右转，左臂内旋、前靠，左拳摆至左膝前上方，拳心朝左，右拳摆至体后，拳心朝后；头稍抬，目视左前方。

动作3：身体向左转，重心后坐，左腿伸直，右腿屈膝，拧腰晃肩，带动双臂前后划弧形摆动，右拳摆至左膝前上方，拳心向后，左拳摆至体后，拳心向后，目视左前方。

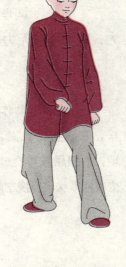

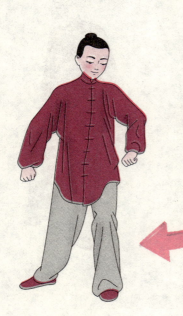

动作4：身体向右转重心前移，右腿蹬直，左腿屈膝，左臂内旋、前靠，左拳摆至左膝前上方，拳心向左，右拳摆至体后，拳心向右，目视左前方。

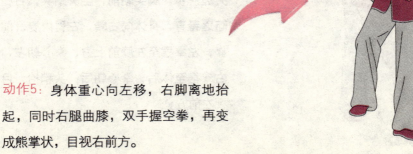

动作5：身体重心向左移，右脚离地抬起，同时右腿曲膝，双手握空拳，再变成熊掌状，目视右前方。

动作6：身体重心向前移，右脚向右前方迈出一步，脚尖朝前，全脚踏实，左腿随之伸直，身体向左转，右臂内旋、前靠，右拳摆至右膝前上方，拳心朝右，左拳摆至体后，拳心朝后，头稍抬，目视右前方。

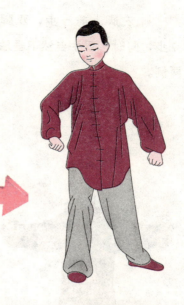

动作7：身体向右转，重心后坐，右腿伸直，左腿屈膝，拧腰晃肩，带动双臂前后划弧形摆动，左拳摆至右膝前上方，拳心向后，右拳摆至体后，拳心向后，目视右前方。

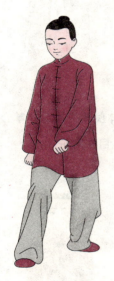

动作8：身体向左转，身体重心随之向前移，右腿屈膝，左腿蹬直，右臂内旋、前靠，右拳摆至右膝前上方，拳心向右，左拳摆至体后，拳心向后，目视右前方。练习完后，重复动作1至动作8一遍。

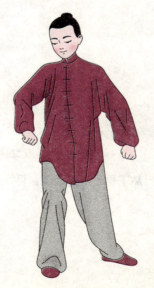

动作9：左脚上前一步，双脚站成开立步，同时，双手自然下垂放于身体两侧。

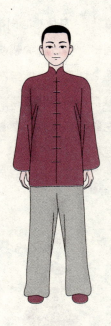

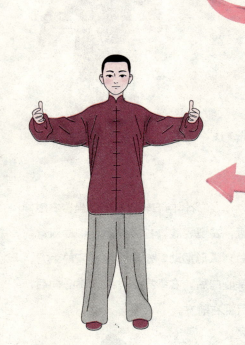

动作10：双手向身体侧前方抬起，掌心向上，约与肩同高，目视正前方。

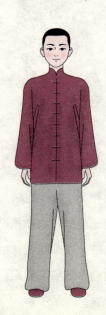

动作11：双臂屈肘，双掌内合、下按，自然下垂于身体两侧，目视正前方。

【提示】练习时不可过于疲劳，以出汗为标准，适可而止。操练中要做到神情专注，全身放松，意守丹田，行腹式呼吸。

猿提——提高人体平衡能力

【功效】增强神经及肌肉的反应能力和灵敏性，还可以增强呼吸功能，改善脑部供应，增强腿部力量，提高人体的平衡能力。

【动作】

动作1：接熊晃动作11。将双手置于体前，十指伸直分开，然后再屈腕捏拢成猿钩状。

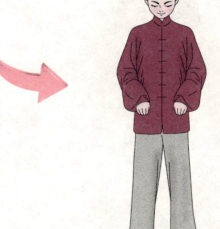

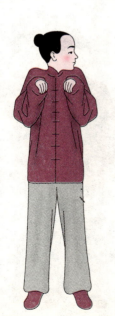

动作2：将"猿钩"上提至胸前，同时两肩耸起，收腹提肛，同时两脚跟提起，头向左转动，目随头移，注视身体左侧。

动作3：头转正，双肩随之下沉，脚跟落地，同时松腹落肛，"猿钩"松开，掌心向下，目视正前方。

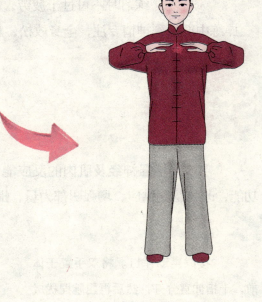

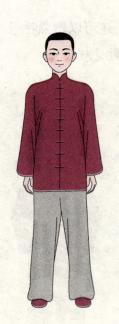

动作4：双掌沿体前下按落于身体两侧，目视正前方。

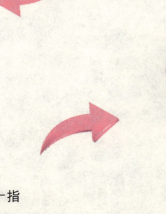

动作5：将双手置于体前，十指伸直分开，然后再屈腕捏拢成猿钩状。

动作6：将"猿钩"上提至胸前，同时两肩耸起，收腹提肛，同时两脚跟提起，头向右转动，目随头移，注视身体右侧。

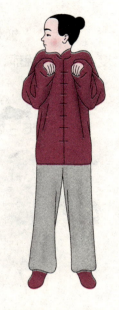

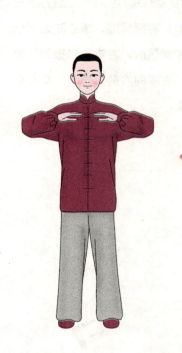

动作7：头转正，双肩随之下沉，脚跟落地，同时松腹落肛，"猿钩"松开，掌心向下，目视正前方。

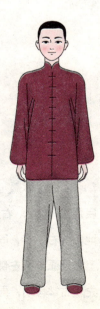

动作8：双掌沿体前下按落于身体两侧，目视正前方。重复动作1至动作8一遍。

【提示】练习时应配合呼吸法，双掌上提时吸气，双掌下按时呼气。手指捏拢变"猿钩"时，速度要快。

猿摘

【功效】锻炼颈部,促进脑部血液循环,减轻神经系统的紧张度,对精神忧郁、压力太大有很好的调节作用。

【动作】

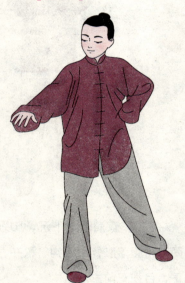

动作1:接猿提动作8。左脚向左后方退一步,脚尖着地,右腿屈膝,重心随之落于右腿,同时左臂屈肘,左掌变"猿钩"收至左腰部位,右掌向右前方摆起,掌心向下,目视右掌。

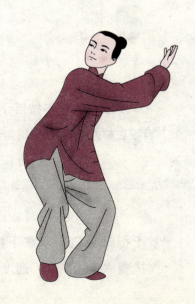

动作2:身体重心向后移,左脚踏稳,然后屈膝下蹲,右脚收于左脚内侧,脚尖点地,成右丁步,同时,右掌向下经腹前向左上方划弧至头左侧,掌心对着太阳穴;眼睛先随右掌移动,再转头注视右前上方。

动作3：右掌内旋，掌心向下，沿体侧下按至左髋侧，同时身体重心稍向下，目视右掌。

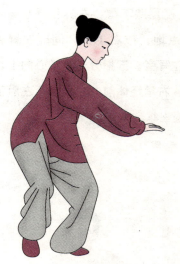

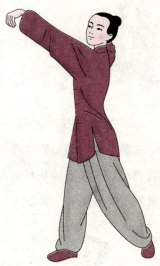

动作4：右脚向右前方迈出一大步，左腿蹬伸，重心向前移，右腿伸直，左脚脚尖点地，同时右掌经体前向右上方划弧至头右上侧变成猿钩状，稍微高于肩，左掌向前、向上伸举，屈腕捏钩，成采摘状。头略向上仰，目视左手。

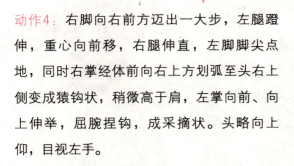

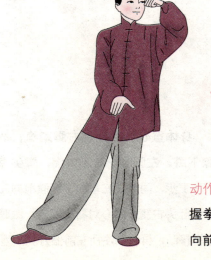

动作5：身体重心向后移，左手由猿钩状变为握拳状，右手变掌，自然回落于体侧，虎口向前。

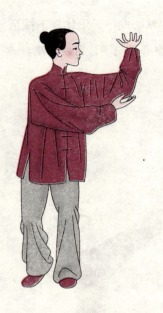

动作6：左腿屈膝下蹲，右脚收至左脚内侧，脚尖点地，成右丁步，同时左臂屈肘，收至左耳旁，五指分开，掌心向上，成托桃状，右掌经体前向左划弧至左肘下捧托，目视左掌。

动作7：右脚向右后方退一步，脚尖点地，左腿屈膝，重心随之落于左腿，同时右臂屈肘，右掌变猿钩状收至右腰侧面，左掌向左前方摆起，掌心向下。

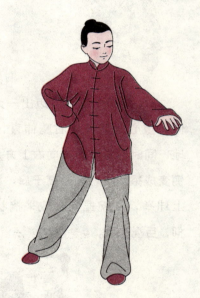

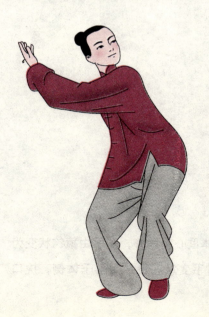

动作8：身体重心向后移，右脚踏稳，然后屈膝下蹲，左脚收于右脚内侧，脚尖点地，成左丁步，同时，左掌向下经腹前向左上方划弧至头右侧，掌心对着太阳穴；眼睛先随左掌移动，再转头注视左前上方。

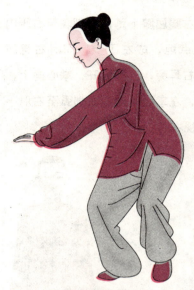

动作9：左掌内旋，掌心向下，沿体侧下按至左髋侧，同时身体重心稍向下，目视左掌。

动作10：左脚向左前方跨出一大步，右腿蹬伸，重心向前移，左腿伸直，右脚脚尖点地，同时左掌经体前向左上方划弧至左上侧变成猿钩状，稍微高于肩，右掌向前、向上伸举，屈腕捏钩，成采摘状。头略向上仰，目视右手。

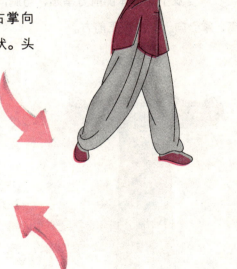

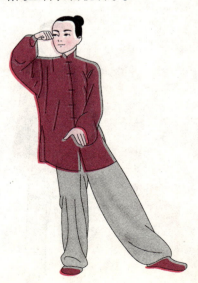

动作11：身体重心向后移，右手由猿钩状变为握拳状，左手变掌，自然回落于体侧，虎口向前。

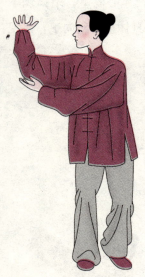

动作12：右腿屈膝下蹲，左脚收至右脚内侧，脚尖点地，成左丁步，同时右臂屈肘，收至右耳旁，五指分开，掌心向上，成托桃状，左掌经体前向右划弧至右肘下捧托，目视右掌。

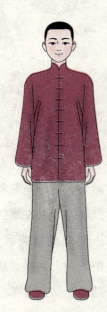

动作13：左脚向右迈一步，双腿直立，双手随之自然垂于体侧，目视正前方。

动作14：双手向身体侧前方举起，与胸同高，掌心向上，目视正前方。

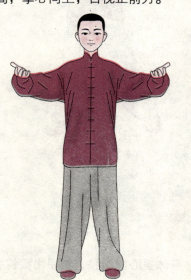

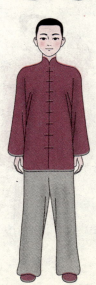

动作15：两掌内合下按，自然垂于身体两侧，目视正前方。

【提示】练习过程中，忌四肢配合不协调，下蹲时，手臂屈伸，上臂靠近身体；蹬伸时，手臂充分展开。动作以神似为主，重在体会其意境，但不可太夸张。

鸟伸——改善慢性支气管炎

【功效】调节肺部功能，增加肺活量，进而改善慢性支气管炎、肺气肿等病症。此外，还可以疏通经脉之气。

【动作】

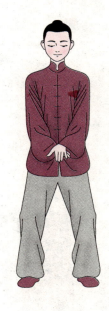

动作1：接猿摘动作15。双腿微屈下蹲，双掌于腹前相叠，目视双手。

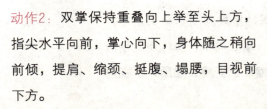

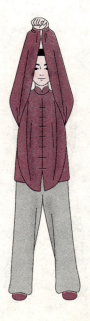

动作2：双掌保持重叠向上举至头上方，指尖水平向前，掌心向下，身体随之稍向前倾，提肩、缩颈、挺腹、塌腰，目视前下方。

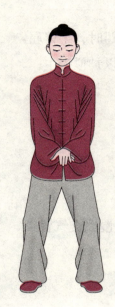

动作3：双腿微弯屈并下蹲，双掌保持重叠并水平下按至腹前，目视双手。

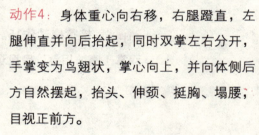

动作4：身体重心向右移，右腿蹬直，左腿伸直并向后抬起，同时双掌左右分开，手掌变为鸟翅状，掌心向上，并向体侧后方自然摆起，抬头、伸颈、挺胸、塌腰；目视正前方。

动作5：双腿微屈下蹲，同时双掌与腹前相叠，目视双手。

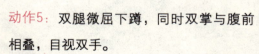

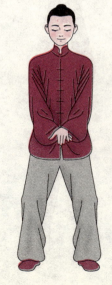

动作6：双掌保持重叠向上举至头上方，指尖水平向前，掌心向下，身体随之稍向前倾，提肩、缩颈、挺腹、塌腰，目视前下方。

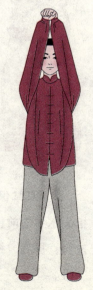

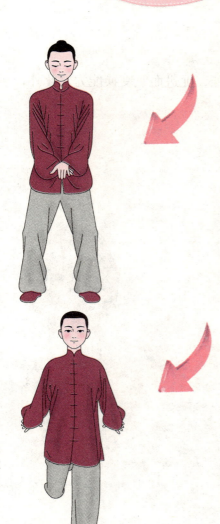

动作7：双腿微弯屈并下蹲，双掌保持重叠并水平下按至腹前，目视双手。

动作8：身体重心向左移，左腿蹬直，右腿伸直并向后抬起，同时双掌左右分开，手掌变为鸟翅状，掌心向上，并向体侧后方自然摆起，抬头、伸颈、挺胸、塌腰，目视正前方。

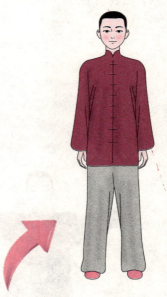

动作9：右脚落地，成开步站立，双手自然垂于身体两侧，目视正前方。

【提示】练习过程中，注意动作的松紧变化，通常手上举时，颈、肩、臀部紧缩；下落时，双腿微屈，颈、肩、臀部松沉。

鸟飞

【功效】按摩心肺,增强心肺功能,促进血氧交换能力。此外,还可以增强人体平衡能力。

【动作】

动作1:接鸟伸动作9。两腿微屈,双掌成鸟翅状合于腹前方,掌心向上,指尖相对,目视前下方。

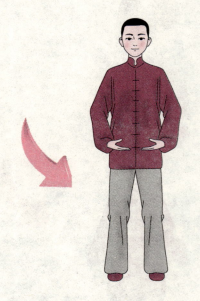

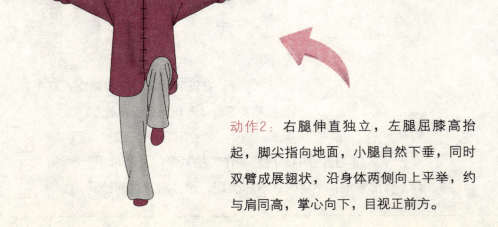

动作2:右腿伸直独立,左腿屈膝高抬起,脚尖指向地面,小腿自然下垂,同时双臂成展翅状,沿身体两侧向上平举,约与肩同高,掌心向下,目视正前方。

动作3：左脚下落于右脚旁，脚尖点地，双腿微屈，同时双掌合于腹前，掌心向上，指尖相对，目视正前方。

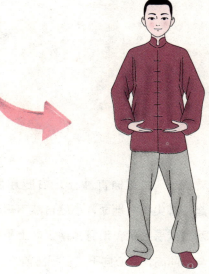

动作4：右腿伸直独立，左腿屈膝上提，脚尖指向地面，小腿自然下垂，同时双掌经体前向上举至头顶上方，双臂尽量伸直，指尖向上，掌背相对，目视正前方。

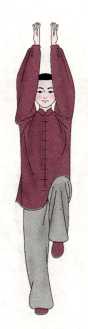

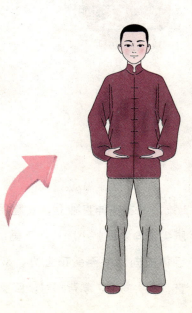

动作5：左脚下落于右脚旁，全脚掌着地，双腿微屈，双掌成鸟翅状合于腹前，掌心向上，指尖相对，目视前下方。

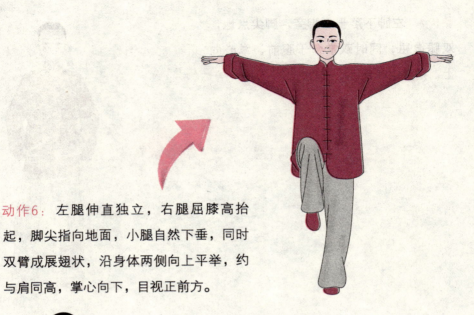

动作6：左腿伸直独立，右腿屈膝高抬起，脚尖指向地面，小腿自然下垂，同时双臂成展翅状，沿身体两侧向上平举，约与肩同高，掌心向下，目视正前方。

动作7：右脚下落于左脚旁，脚尖点地，双腿微屈，同时双掌合于腹前，掌心向上，指尖相对，目视正前方。

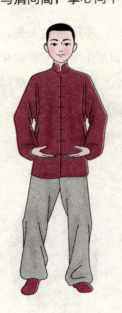

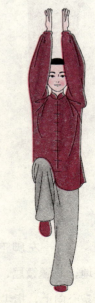

动作8：左腿伸直独立，右腿屈膝上提，脚尖指向地面，小腿自然下垂，同时双掌经体前向上举至头顶上方，双臂尽量伸直，指尖向上，掌背相对，目视正前方。

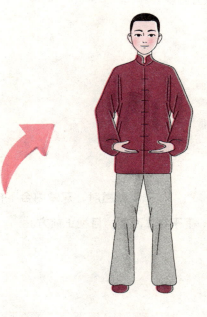

动作9：右脚下落于左脚旁，全脚掌着地，双腿微屈，双掌成鸟翅状合于腹前，掌心向上，指尖相对，目视前下方。

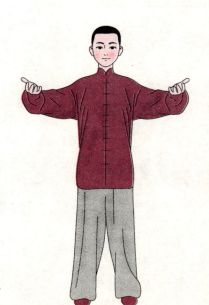

动作10：双掌向身体侧前方举起，掌心向上，约与胸同高，目视正前方。

动作11：双臂屈肘，双掌内合下按，自然垂于身体两侧，目视正前方。

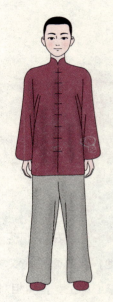

【提示】手、脚配合应协调一致，尽量做到同起同落。练习时配合呼吸法，双掌上举时吸气，双掌下落时呼气。

第三节 八段锦：无名氏创编的养生八式

八段锦养生的四大好处

八段锦在我国民间流传十分广泛，一般认为是南宋初年无名氏创编。锦字从金，形容贵重；帛是古代颜色鲜美之物。因为这种功法可以强身益寿，有如展示给人们一副绚丽多彩的锦缎，故称为"锦"。由于八段锦动作简单，易学易练，安全可靠，是中老年人运动养生的佳选。

八段锦不仅动作优美，还可以柔筋健骨、养气壮力、行气活血、协调脏腑功能。八段锦的养生功效主要表现在以下几个方面：

1. 调理身心，防治心脑血管疾病

八段锦是一种内外结合、柔和缓慢、延绵不断的全身匀速中等程度的运动项目。八段锦的松紧结合，使血管在一张一弛的运动过程中，促进血液的流动，增强心肌能力，增加血氧的代谢，从而降低血压、血脂水平，使发生高血压及动脉粥样硬化的几率大大减少，提高了生命的质量。

2. 疏通气血，防治关节筋骨疾病

人进入中老年期以后，身体的各种代谢功能开始降低，身体器官进入一种慢性衰老状态，这是一个不可逆转的自然生命过程。但通过积极的运动，可以延缓衰老的进程，给机体承受一定的负荷运动，就可以提高和改善机体的功能。练习八段锦要求松中有紧，紧中有松。松与紧的协调配合、频繁转换，有助于机体的阴阳协调，还可加强关节的弹性、灵活性、协调性，使筋脉保持韧性。对防止老年性关节炎、骨质疏松症、骨质增生等都有很好的效果。

3. 增强肺功能，促进消化能力的提高

中老年人随着年龄的增大，呼吸肌的力量、肺的弹性支持结构逐渐减弱，导致肺的通气、换气功能下降，运氧能力低下。通过八段锦特有的呼吸运动，可以加大膈肌的上下运动，同时牵动腹肌参与。一鼓一荡，对心肺、对腹腔器官都产生按摩运动。深呼吸能够吸入更多的氧气和能量物质，也能够更多地排出体内的废气，促进内外气体交换增加，提高肺的换气能力，增加肺的通气量，保持肺组织的弹性，胸膈的活动度也得到增强。腹肌的参与，也使腹部器官的血液循环加快，胃肠蠕动增加。练习八段锦，可以有效地防止老年性呼吸系统疾病和消化系统疾病。参与练习的朋友都觉得胃口好、消化能力增强、大便通畅等。

4. 树立积极健康情绪，改变消极心态

八段锦的练习强调松静自然，以意识引导动作，思绪一开一合，意气相随，内外兼修，使人进入到一个自我设计的催眠状态，无忧无虑，无我无他，气定神闲。长期练习，可以消除身心疲劳，使人开朗，积极乐观。

预备姿势：静心以调理五脏

【功效】静心、凝神、调理五脏，为后边的练习做好准备。

【动作】

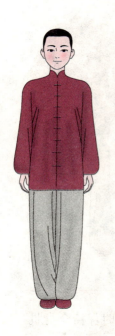

动作1：身体直立，双脚并拢，双臂自然垂于身体两侧，目视正前方。

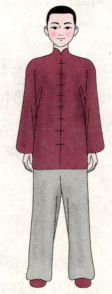

动作2：身体重心移向右腿，同时松腰沉髋，左腿向左侧迈出一步，两脚间距离与肩同宽，脚尖朝前，目视正前方。

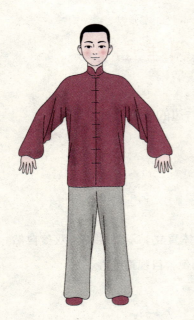

动作3：两臂内旋，双掌掌心向后，分别向身体两侧摆起，约与髋部同高，目视正前方。

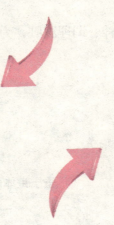

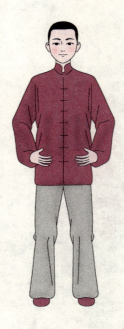

动作4：两臂继续往上提，两膝微屈，两臂随即外旋，向前合抱于腹前呈圆弧形，掌心向内，指尖相对，约与脐同高，两手距离约10厘米，目视正前方。

【提示】练习时，应气沉丹田，调息6~9次。同时保持全身肌肉、关节、韧带和内脏处于自然、舒展的状态。

第一式：双手托天理三焦

【功效】上调心肺、中调脾胃、下调肝肾，促进气血运行。此外，还可以防治肩颈疾病，如肩周炎、颈椎病等。

【动作】

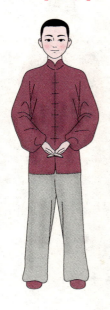

动作1：接预备式动作4。双臂外旋微下落，十指交叉，掌心向上，放于腹前，目视正前方。

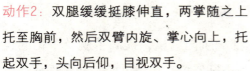

动作2：双腿缓缓挺膝伸直，两掌随之上托至胸前，然后双臂内旋、掌心向上，托起双手，头向后仰，目视双手。

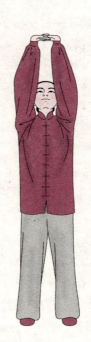

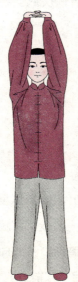

动作3：双臂继续向上托，肘关节伸直，不耸肩，同时，头摆正，下颌内收，动作略停，目视正前方。

动作4：身体重心缓缓下移，两膝微屈，十指分开，两臂分别向身体两侧下落，两掌捧于胸前，掌心向上，十指相对，目视正前方。

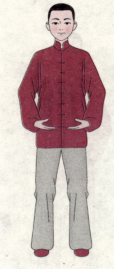

【提示】本式托举、下落为1遍，应做6遍。练习过程中，两掌上托时要打开身体，稍有停顿，保持拉伸，就像伸懒腰一样。

第二式：左右开弓似射雕

【功效】有效增强手臂和手部的肌肉力量，提高手腕及手指的灵活性。有利于矫正驼背、肩内收等不良姿势，还可以防治肩颈疾病。

【动作】

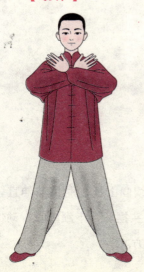

动作1：接双手托天理三焦动作4。身体重心向右移，左脚向左侧迈开一大步，两腿伸直，同时双手向上交叉于胸前，手心向内，右手在内，左手在外，目视正前方。

动作2：身体缓缓下蹲成骑马状，右手屈指成爪，拉至肩前，左手随之成八字掌，左臂内旋，向左推出，与肩同高，立腕，手心向左，整个动作就像拉弓射箭一样，稍停，目视左手。

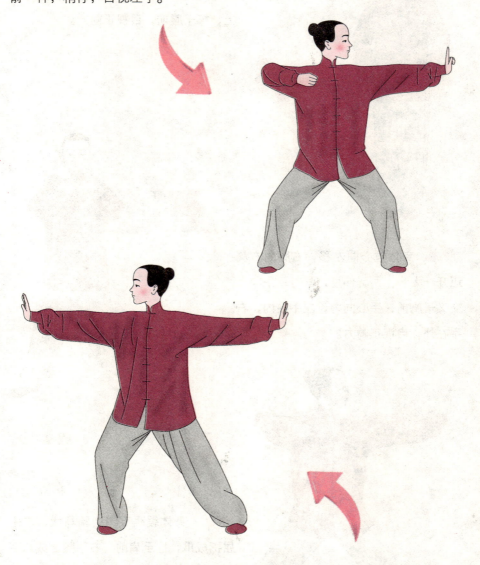

动作3：上身稍起，重心向右移，同时右手五指展开成掌，向上、向右划弧至与肩同高，指尖向上，掌心斜向前，左手手指也展开成掌，掌心斜向后，目视右手。

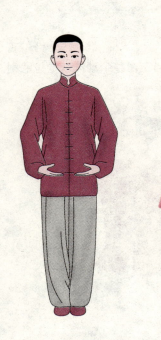

动作4：身体重心继续向右移，左脚趁机收回右脚内侧，并步站立，同时双掌分别由两侧下落，指尖相对，掌心向上，捧于腹前，目视正前方。

动作5：身体重心向左移，右脚向右侧迈开一大步，两腿伸直，同时双手向上交叉于胸前，手心向内，左手在内，右手在外，目视正前方。

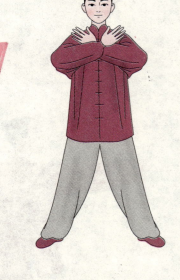

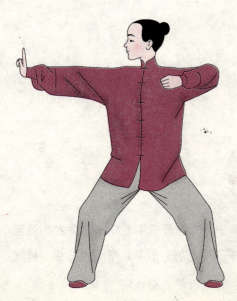

动作6：身体缓缓下蹲成骑马状，左手屈指成爪，拉至肩前，右手随之成八字掌，右臂内旋，向右推出，与肩同高，立腕，手心向右，整个动作就像拉弓射箭一样，稍停，目视右手。

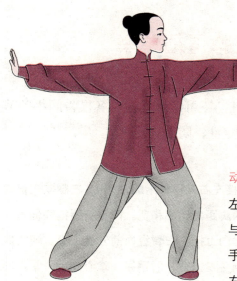

动作7：上身稍起，重心向左移，同时左手五指展开成掌，向上、向右划弧至与肩同高，指尖向上，掌心斜向前，右手手指也展开成掌，掌心斜向后，目视左手。

动作8：身体重心继续向右移，左脚趁机收回右脚内侧，并步站立，同时双掌分别由两侧下落，指尖相对，掌心向上，捧于腹前，目视正前方。

【提示】在做侧拉的动作时，身体要保持直立、放松，重心落于双脚；沉肩坠肘，打开胸腔。对于年老体弱者来说，应自行调整马步的高度，不要过于苛求完美。

第三式：调理脾胃须单举

【功效】有效调节脾胃及肝脏，还可锻炼脊柱内各椎骨间小关节及小肌肉，增强脊柱的灵活性和稳定性，防治肩颈疾病。

【动作】

动作1：接左右开弓似射雕动作8。左腿向左侧跨一步，两脚距离比肩稍宽。两腿缓缓挺膝伸直，左掌随之向上托，左臂经面前外旋上穿，随之内旋上举到头左上方，肘稍屈，掌心向上，掌指向右，力达掌根，同时右掌微微上托，右臂随之内旋下按至右髋旁，肘微屈，掌心向下，掌指向前，力达掌根，稍停，目视正前方。

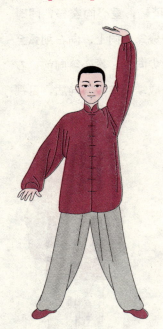

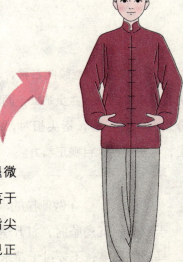

动作2：放松腰部，重心缓缓向下移，两腿微屈，同时左臂屈肘外旋，左掌随之经面前下落于腹前，右臂外旋，并向上捧于腹前，两掌指尖相对，掌心向上，距离大约为10厘米，目视正前方。

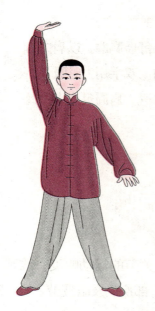

动作3：两腿缓缓挺膝伸直，右掌随之向上托，右臂经面前外旋上穿，随之内旋上举到头右上方，肘稍屈，掌心向上，掌指向左，力达掌根，同时左掌微微上托，左臂随之内旋下按至右髋旁，肘微屈，掌心向下，掌指向前，力达掌根，稍停，目视正前方。

动作4：放松腰部，重心缓缓向下移，两腿微屈，同时右臂屈肘外旋，右掌随之经面前下落于腹前，左臂外旋，并向上捧于腹前，两掌指尖相对，掌心向上，距离大约为10厘米，目视正前方。动作1至动作4共做3遍。

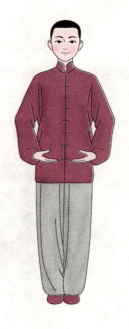

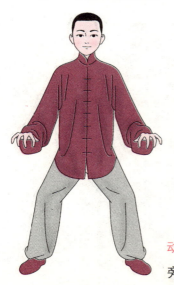

动作5：两膝微屈，同时两臂外旋，两掌按于髋旁，指尖向前，掌心向下，目视正前方。

【提示】练习过程中，身体应挺拔拉长，舒展胸廓，以肩力带动双手上举或下按，同时肘关节保持自然弯曲。双手用力时吸气，双手下落时呼气；手上举时吸气，手下落时呼气。肩周炎患者做此套动作时不可过猛，要舒缓。

第四式：五劳七伤往后瞧

【功效】刺激颈部大椎穴，增加颈部及肩关节的运动幅度，改善血液循环，解除神经疲劳，用于防治肩、颈、背部疾病及眼疲劳。

【动作】

动作1：接调理脾胃须单举动作5。两腿缓缓挺膝伸直，同时双臂向身体两侧伸展，接着两臂充分外旋，掌心向后，头向左后转，稍停，目视左斜后方。

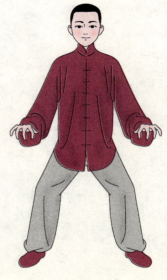

动作2：松腰沉髋，重心缓缓向下移，两膝屈，同时两臂内旋两掌按于髋旁，指尖向前，心向下，目视正前方。

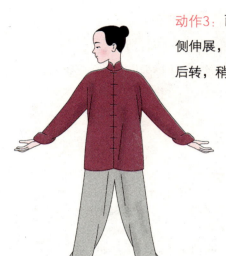

动作3：两腿缓缓挺膝伸直，同时双臂向身体两侧伸展，接着两臂充分外旋，掌心向后，头向右后转，稍停，目视右斜后方。

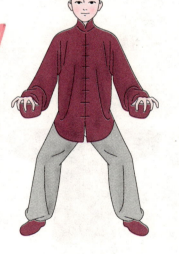

动作4：松腰沉髋，重心缓缓向下移，两膝微屈，同时两臂内旋两掌按于髋旁，指尖向前，掌心向下，目视正前方。动作1至动作4连做3遍。

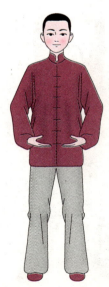

动作5：两腿微屈，两掌随之捧于腹前，指尖相对，掌心向上，目视正前方。

【提示】练习过程中要配合呼吸法，头向后转时吸气，还原时呼气。年老体弱或患有颈椎病患者，练习时要循序渐进，运作要柔和，切忌过快、过猛。病情较严重者应慎做。

第五式：摇头摆尾去心火

【功效】疏经泻热、去除心火。此外，还有利于加强颈、腰、髋等关节的灵活性。

【动作】

动作2：两臂左旋，两掌继续上提至头上方，两肘微屈，掌心向上，指尖相对，目视正前方。

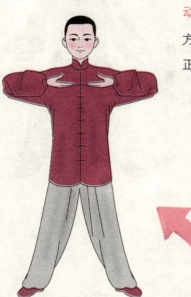

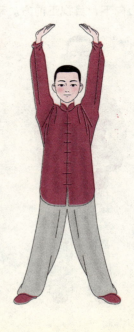

动作1：接生带七伤往后瞧动作5。身体重心向左移，右脚向右横跨一大步，两腿膝关节自然伸直，两掌平行向上提至约与肩同高，目视正前方。

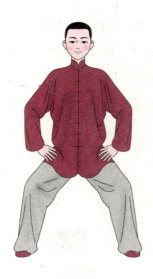

动作3：上身下移，两腿缓缓屈膝并半蹲成马步，同时两臂向两侧下落，两掌扶于大腿上方，肘微屈，拇指向后，小指侧向前，目视正前方。

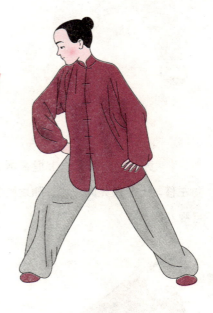

动作4：身体重心稍向上提，再缓缓右移，上半身先向右倾，随之俯身，目视右脚。

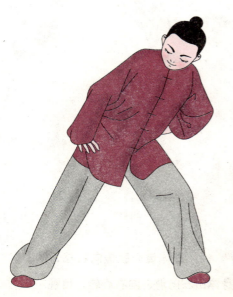

动作5：身体重心缓缓向左移，同时，身体由右向前、向左旋转，目视右脚。

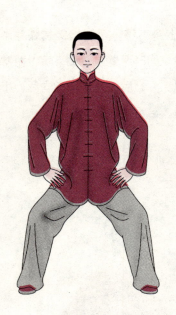

动作6：重心右移，同时头向后摇摆，上体尽量保持直立，然后把头摆正，下颌微收，目视前方。

动作7：身体重心微微向上提，再缓缓向左移，上半身先向左倾，随之附身，目视左脚。

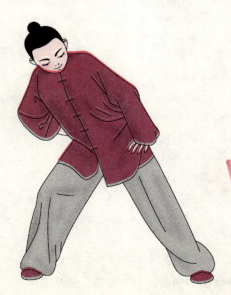

动作8：身体重心缓缓向右移，同时，身体由左向前、向右旋转，目视左脚。

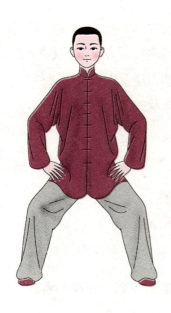

动作9：身体重心由右向左移，并蹲成马步，同时上体直立，头向后摇，然后摆正，下颌微收，目视正前方。动作4到动作9共做3遍。

动作10：身体重心向左移，右脚收回，双脚成开立步，距离约与肩同宽，同时，两掌向外经身体两侧向上举，手指向上，掌心相对，目视正前方。

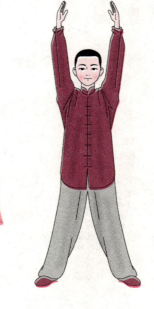

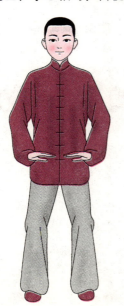

动作11：松腰沉髋，重心缓缓向下移，两腿微屈，两掌经面前下按至腹前，指尖相对，掌心向下，目视正前方。

【提示】练习时应配合呼吸法，当头身向左后方或右后方摇时吸气，从后方向前摇时呼气。摇转时，腰部力量要引导上体进行移动，且脖颈和尾闾对拉伸长。对于年老体弱及关节有疾患者来说，可根据个人情况调整练习难度。

第六式：两手攀足固肾腰

【功效】固肾壮腰，坚持练习，有助于防治泌尿生殖系统疾病。

【动作】

动作1：接摇头摆尾去心火动作11。两腿挺膝直立，同时双臂向前上方举起，指尖向上，掌心向前，肘关节伸直，目视正前方。

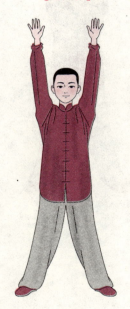

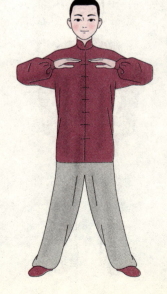

动作2：两臂外旋至掌心相对，缓缓屈肘，两掌下按至胸前，指尖相对，掌心朝下，目视正前方。

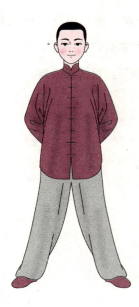

动作3：两臂外旋至两掌心向上，然后两手顺腋下往后插，至背部停，目视正前方。

动作4：两掌由上沿脊柱两侧向下摩运至臀部，上体随之向前俯，两掌继续沿腿后向下摩运，过脚两侧置于脚面，抬头，稍停，目视前下方。

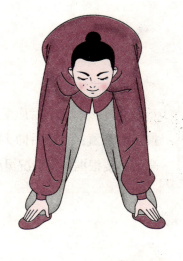

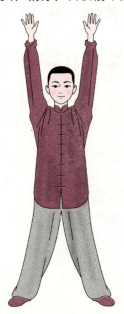

动作5：两手掌沿地面向前伸，手臂随之带动上体起立，两臂伸直向上举，手尖向上，掌心向前，目视正前方。

动作6：松腰沉髋，重心缓缓下移，两膝微屈，同时两掌向前下按至腹前，指尖向前，掌心向下，目视正前方。

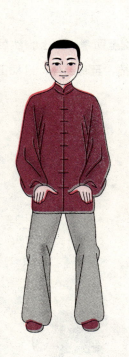

【提示】练习时应配合呼吸法，即手上举时吸气，身体前俯、握足时呼气；直腰后仰头时吸气，再直腰时呼气。对于年老体弱者来说，要根据自身情况灵活掌握，不可强求。

第七式：攒拳怒目增力气

【功效】刺激肝经，调理肝血，强健筋骨。长期练习，可使全身肌肉结实，气力增加。

【动作】

动作1：接两手攀足固肾腰动作6。身体重心向右移，左脚向左侧横跨一步，双腿屈膝并半蹲成马步，同时双手握拳，拳眼向上，目视正前方。

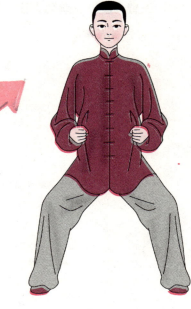

动作2：左拳缓缓用力向前上方出击，约与肩同高，拳眼朝上，同时瞪目，目视左拳击出方向。

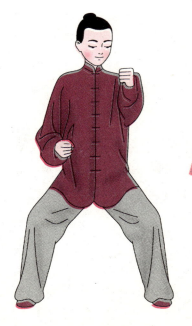

动作3：左臂内旋，左拳随之变为掌，虎口向下，目视左掌。

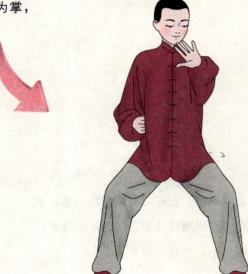

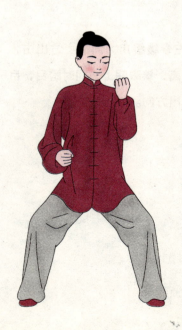

动作4：左臂外旋，屈肘，同时左掌向左缠绕，变掌心向上、向后握拳，拳眼向左，目视左掌。

动作5：屈肘，左拳收回并内旋放回腰间，拳眼朝上，目视前方。

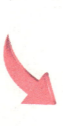
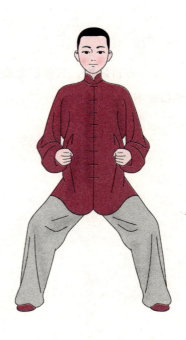

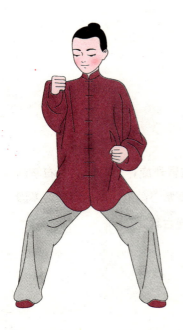

动作6：右拳缓缓用力向前上方出击，约与肩同高，拳眼朝上，同时瞪目，目视右拳击出方向。

动作7：右臂内旋，右拳随之变为掌，虎口向下，目视左掌。

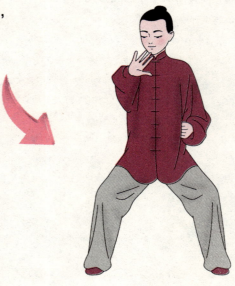

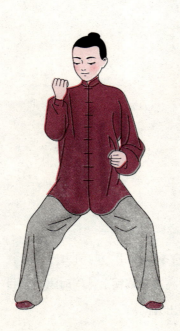

动作8：右臂外旋，屈肘，同时右掌向右缠绕，变掌心向上、向后握拳，拳眼向右，目视右掌。

动作9：屈肘，右拳收回半内旋至腰间，拳眼向上，目视正前方。动作1至动作9共做三遍。

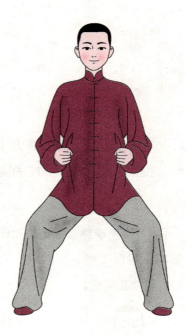

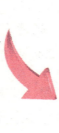

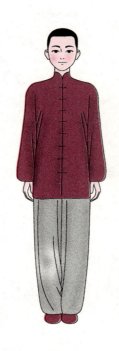

动作10：身体重心向右移，左脚随之收回，双脚并步站立，同时两拳变掌，双手自然下垂于身体两侧，目视正前方。

【提示】练习时应配合呼吸法，左手出击时先吸气再呼气，左手收回右手出击时再吸气、呼气。收拳复原时要缓缓呼气。对于年老体弱者来说，马步的高低可根据自身情况灵活掌握。

第八式：背后七颠把病消

【功效】调节脏腑功能，畅通全身脏腑气血，锻炼小腿肌肉力量，提高人体平衡能力，缓解紧张情绪。

【动作】

动作1：接攒拳怒目增力气动作10。双脚脚后跟向上提，同时头向上顶，稍停，目视正前方。

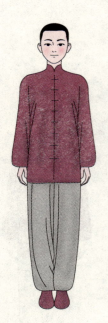

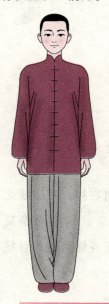

动作2：双脚脚跟落地，轻震地面，目视正前方。

【提示】练习时应配合呼吸法，即脚跟提起时吸气，脚跟下落时呼气。脚跟上提时，两腿要并拢，足趾抓地，提肛收腹，肩向下沉，百会上领。脚跟落地时，松肩沉臂，双膝微屈，身体下落，上下牙齿咬合。

收功姿势：强化练功效果

【功效】强化练功效果。

【动作】

动作1：接背后七颠把病消动作2。双臂内旋，朝身体两侧摆起，十指分开，掌心向后，目视正前方。

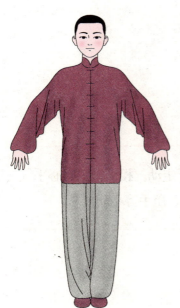

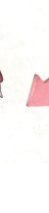

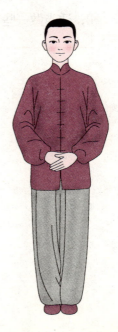

动作2：两臂屈肘，两掌相叠于丹田处。女右手在内，男左手在内。目视正前方。

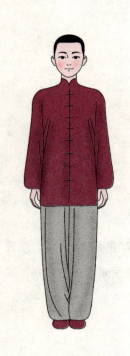

动作3：两臂自然下垂，两掌轻贴腿外侧，目视正前方。

【提示】切忌收功后心浮气躁，急于走动。相反，则应心平气和，适当做一些调理活动，如浴面、搓手、甩手等小动作。

第四章

穴位：一用就灵的健康大法

　　人体经络的每一个穴位都是灵丹妙药，就看我们会不会用它了。对于注重养生的中老年人来说，很有必要掌握一些运用穴位来自我保健和预防疾病的方法，这样也就等于有了个随身携带的"保健医生"，既方便又省时省钱。中老年人闲暇之余经常调养身体的各个穴位，不仅能够疏通经络，调和气血，平衡阴阳、提高人体免疫力，还能治疗疾病，抵抗衰老。

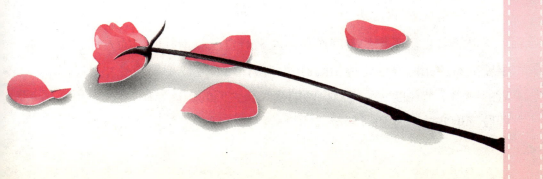

第一节 穴位养生常识

掌握简便、准确取穴的绝招

人体穴位各有自己的位置，穴位定位的准确与否，可直接影响治疗效果。现代临床常用的穴位定位与取穴法都是比照"同身寸"而来的。同身寸是一种比量取穴的方法。不同的人尽管身高、胖瘦等有所不同，但相对于单个的人体本身来看，则有其内在必然的比例关系。所以，可以利用患者本人体表的某些部位折定分寸，作为量取穴位的长度单位。需要进一步说明的是，同身寸中的"寸"并没有具体数值，在不同的人体上有不同的长度，个子高的较个子矮的人更长。

1. 手指比量取穴法

以患者自己手指的宽度作为标准来对自己测量并取穴的方法，最主要的有中指同身寸、拇指同身寸和横指同身寸。中指同身寸是以患者的中指中节屈曲时手指内侧两端横纹头之间的距离看做1寸，可用于四肢部取穴的直寸和背部取穴的横寸；拇指同身寸是以患者拇指指关节的宽度作为1寸，主要适用于四肢部的直寸取穴；横指同身寸是让患者将食指、中指、无名指和小指四指并拢，以中指中节横纹处为准，四指横量身上来找穴位。一般规定食指、中指、无名指和小指伸直并拢时第二指节总宽度为3寸；食指、中指、无名指并拢，其横宽面约为2寸；食、中两指第二指节的总宽度为1.5寸。

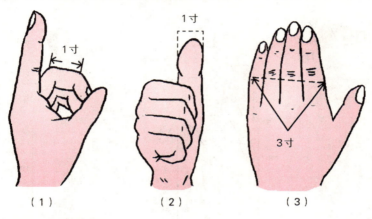

（1）　　（2）　　（3）

2. 自然标志取穴法

自然标志取穴法，这种方法是根据人体表面一些具有明显特征的部位作为标志来作为取穴位的方法。人体自然标志有两种：固定标志法，也就是以人体表面固定不移，又有明显特征的部位作为取穴标志的方法，如人的五官、爪甲、乳头、肚脐等作为取穴的标志，如两眉之间取"印堂"；两乳之间取"膻中"等。动作标志是根据人体进行某些局部活动后出现的隆起、凹陷、孔隙、皱纹等相应的动作后的变化作为取穴标志，如张口于耳屏前方凹陷处取"听宫"；握拳于手掌横纹头取"后溪"等。

3. 骨度分寸法

骨度分寸法始见于《灵枢·骨度》篇，它是将人体的各个部位分别规定其折算长度作为量取穴位的标准，如前后发际间为12寸；眉心至前发际为3寸；从眉心量至大椎穴为18寸；大椎至后发际为3寸；两乳头间为8寸；胸骨体下缘至脐中为8寸；脐孔至耻骨联合上缘为5寸；肩胛骨内缘至背正中线为3寸；腋前（后）横纹至肘横纹为9寸；肘横纹至腕横纹为12寸；股骨大粗隆（大转子）至膝中为19寸；臀横纹至膝中为14寸；膝中至外踝尖为16寸；胫骨内侧髁下缘至内踝尖为13寸；膝中至外踝尖为16寸；外踝尖至足底为3寸。

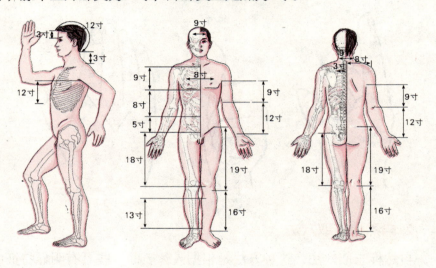

4. 简便取穴法

临床上还常用一些简便易行的取穴方法，如两耳尖直上取"百会"，两手虎口交叉取"列缺"，垂手中指端取"风市"等。有时需患者处于某种特殊姿势时所出现的标志作为取穴的依据，如曲池在屈肘时的肘横纹外侧端后5分处；解溪在足背屈时足背与小腿交界处的两筋之间。

家庭穴位保健技法一：按摩

按摩疗法又称"点穴疗法"，是以手指代替针具点按穴位或压痛点，用以强身保健或治疗疾病的方法。除了强身保健作用之外，还可以用于中暑、头痛、失眠、胃痛、休克、昏厥、老年痴呆症、中风偏瘫等病症的治疗。

按摩最简单、最主要的操作方法有以下几种：

1. 按法

功效： 本法具有安心宁神、镇静止痛、开通闭塞、矫正畸形的作用。常用于心绞痛、胃脘痛、头痛、腹痛、筋骨劳伤等症。

操作： 用拇指或掌根等部按压体表一定的部位或穴位，是一种逐渐用力、深压捻动的按摩手法。

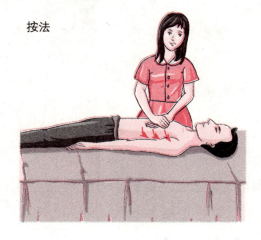

按法

2. 推法

功效： 有消积导滞、解痉镇痛、消瘀散结、通经理筋、消肿活血等作用。本法常用于外感头痛、神经性头痛、脾胃不和与风湿疼痛等症。

操作： 操作者放松上肢，肘关节微屈下垂，腕关节自然微屈，拇指着力，以螺纹面螺旋式向前推动；向后回旋，压力均匀，一推一回，动作灵活。

推法

3. 摩法

功效： 本法具有理气和中、活血止痛、散瘀消积的功效。常用于消化道疾患及软组织急性损伤者。

操作： 用手掌或指腹轻放于体表治疗部位，做环形的、有节律的摩动按摩，直至肌肤产生热感为止。

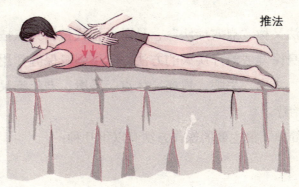

摩法

4. 揉法

功效： 本法有宽胸理气、消积导滞、活血祛瘀、消肿止痛等作用。常用于全身各部，如揉按中脘、腹部，配合其他手法对胃肠功能有良好的保健作用。

操作： 用手指或手掌，贴在患者皮肤等有关部位、压痛点或穴位处不移开，进行左右、前后的内旋或外旋揉动。

5. 抖法

功效：本法具有疏通经络、调和气血、松解粘连、疏理肌筋、滑利关节的作用。常用于急性腰扭伤、椎间盘突出以及肩和肘等关节的功能障碍。

操作：用双手握住患者上肢或下肢远端，微用力作连续的小幅度的上下颤动，使其关节有松动感。

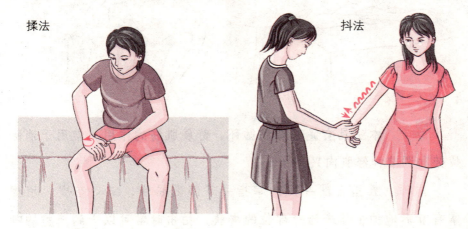

揉法　　　　　　　　　　　抖法

6. 捏脊法

功效：疏通经络、通达气血、祛除邪气。

操作：用两拇指桡侧面顶住脊柱两侧皮肤，食指和中指与拇指相对，交替捏起皮肤并轻轻向上提捻，边提捻，边向上慢慢推进。

7. 擦法

功效：本法刺激柔和、温热，可以打通脉络，适用于胸腹、腰背、四肢。常用于脾胃虚寒所致胃脘冷痛、颈项酸、手臂僵硬麻木等症。

操作：用手掌面、大鱼际或小鱼际部分着力于一定部位上，进行直线来回摩擦，腕关节要伸直，使前臂与手接近相平，手自然伸开，注意着力部分要紧贴皮肤。

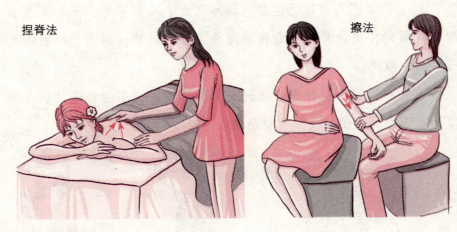

捏脊法　　　　　　　　　擦法

8. 搓法

功效：本法具有促进血液循环、舒展肌筋的作用。常用于消除疲劳和调节神经肌肉兴奋性。

操作：五指自然并拢，掌指关节部微屈曲，掌心空虚，用虚掌有节奏地拍击体表治疗部位的皮肤，拍击时常可以听到清脆的响声。可以单手拍打，也可以双手交替拍打。

9. 㨰法

功效：本法可以舒筋活血、解痉止痛。常用于颈椎病、肩关节周围炎、腰椎间盘突出症、各种运动损伤、运动后疲劳、偏瘫、截瘫等多种病症。

操作：拇指自然伸直，余指屈曲，小指、无名指的掌指关节屈曲，约达90°。余指屈曲的角度则依次减小，如此则使手背沿掌横弓排列呈弧面，使之形成滚动的接触面。以第5掌指关节背侧附于体表施术部位上，以肘关节为支点，前臂主动做推旋运动，带动腕关节做较大幅度的屈伸和一定的旋转活动,使手背偏尺侧部在施术部位上进行连续不断地滚动。

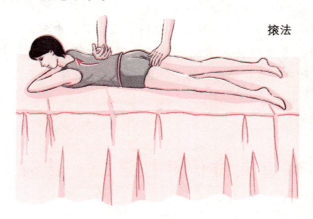

滚法

10. 捻法

功效:本法具有滑利关节、畅通气血、消肿止痛的作用。常用于手指、手背及足趾僵硬等病症。

操作:用拇指与食指末端捏住施治的部位,着力于对合的左右或上下或前后的旋转捻动,捻动时,拇指、食指的搓揉动作要快,频率为每分钟200次左右,但移动要慢,即所谓紧捻慢移。

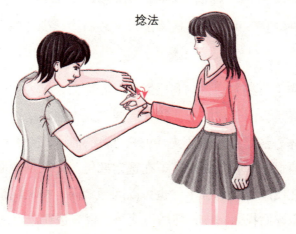

捻法

> **提示**
>
> 按摩对急性传染病患者无效；对于长时间服用激素和极度疲劳者，不宜进行穴位按摩；饭后、酒后、洗澡后、激烈运动后，不宜进行按摩；有皮肤病者不能给他人按摩，也不能让他人为自己按摩，以防相互传染；按摩者的手、指甲要保持清洁。

家庭穴位保健技法二：拔罐

拔罐疗法是指以各种罐为工具，利用燃烧、抽气等方法，排除罐内空气，造成罐内负压，使其吸附于人体特定穴位，通过对经络、穴位的吸拔作用，将毛孔吸开并使皮肤充血，使体内的病理产物从皮肤毛孔中被吸出体外，最终达到扶正祛邪、调整阴阳、疏通经络、调节脏腑、散寒除湿、行气活血的目的。

适用于家庭保健的拔罐方法主要有火罐法、气罐法。在拔罐前应先准备好罐具、酒精、棉球、火柴、小纸片等。有时为了增强火罐的吸附力和保护皮肤，可事先在拔罐部位或罐口涂抹少许油膏。

1. 火罐法

火罐法属于传统方法，它利用燃烧时的热力，排去空气，使罐内形成负压，将罐具吸附于皮肤上。拔火罐要求火力强、动作快、部位准、吸附稳。具体方法是：用镊子夹住95%的酒精棉球，点燃后在火罐内壁闪一下即迅速退出，将火罐迅速罩在选定部位。如果是侧面横拔，在燃烧物不会落在皮肤上的情况下，也可以因陋就简，将酒精棉球、火柴杆或小纸片等点燃后投入罐内，然后迅速将火罐吸拔在选定部位。

拔罐后，一般留罐10分钟左右，痛症可适当延长，待局部皮肤充血或瘀血呈紫红色时即可取罐。

取罐时不可强力硬拉或左右旋转，应一只手扶住罐身，用另一只手的手指按下罐口皮肤，使空气进入罐内，火罐即可脱落。

取罐后局部皮肤发红或出现紫红色，属正常现象。如局部出现水疱，系火力烫伤所致，小水疱可任其自然吸收，不必处理；水疱较大或皮肤有破损时，应刺破水疱，放出液体，然后用创可贴或纱布敷盖，防止因衣服摩擦引起疼痛或导致感染。

2.气罐法

气罐法的优点是不用火，清洁卫生更安全，不足之处是缺乏火罐的温热刺激作用。气罐的罐具一般由有机玻璃制成，还要配一把抽气枪。使用时将气罐顶端的小塞子提起来，气罐罩在病变部位或穴位上，将打气枪插在气罐顶端，连续不断地抽气，这时患者会感觉到罐具吸拔得越来越紧。当吸力适中的时候就停止抽气，留罐10～15分钟。取罐时只需将气罐顶端的小塞子再提起来就可以了。

提 示

心前区不宜拔罐；高热、抽风者不宜拔罐；常有自发性出血或损伤后出血不止的患者不宜拔罐；浅表血管所在部位以及皮肤有过敏、溃疡、水肿者不宜拔罐；要根据不同部位，选择口径大小相宜的罐具。注意选择肌肉丰满、富有弹性、没有毛发、没有骨骼凸凹的部位，以防掉罐。

家庭穴位保健技法三：艾灸

艾灸是一种年代久远的中医疗法，简单地说，就是将点燃的艾条或艾炷放置在人体经络、穴位所在位置的表层皮肤，通过热让身体的经络之门打开，在这个门打开的过程中同时将药物的能量输入进去，进而启动人体的自我系统，修复身体健康问题的办法。艾灸具有温阳补气、温经通络、消瘀散结、养颜防衰等功效，对如乳腺炎、前列腺炎、肩周炎、盆腔炎、颈椎病、腰椎疼痛等常见病的疗效显著。

艾灸法通常分为艾条灸、艾炷灸、艾熏灸和温灸器灸4种：

1. 艾条灸

艾条灸又称为艾卷灸，是用棉纸将艾绒包紧、裹好，制成长圆筒状，将其一端点燃后，对准所需部位进行熏灼的一种方法。艾条灸法主要分为以下3类：

（1）温和灸

操作方法 将艾条的一端点燃，对准施灸处，固定不要移动，使患者局部有温热感，一般每处灸3～5分钟，至皮肤稍起红晕为度。

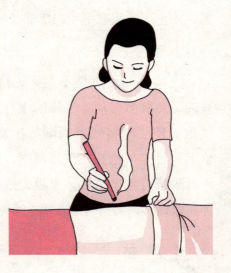

适应证 对气血阻滞者有散开的作用，主要用于病痛局部灸疗。

注意事项 对昏迷或局部知觉减退者，及时调节施灸时间及距离，防止烫伤。

（2）雀啄灸

操作方法 将艾条燃着的一端悬置于施灸部位之上，将艾条点燃的一端对准穴位，像鸟啄食一样，

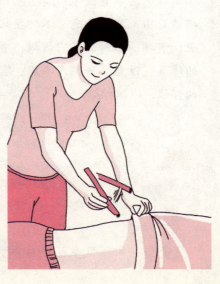

一上一下活动施灸。一般可灸15分钟左右。

适应证 对唤起穴位和经络的功能有较强的作用，适用于灸治昏厥、胎位不正、各种儿童疾病以及内脏疾病等。

注意事项 施灸时候艾火不得接触皮肤，灸至局部出现温热潮红为度。

（3）回旋灸

操作方法 将艾条的一端点燃，在距离施灸部位皮肤3厘米左右的距离，往复回旋施灸，一般灸20～30分钟。灸至局部皮肤出现温热潮红为度。

适应证 有消散作用，还可对经络气血的运行起到促进作用，适用于较大的风湿痛、软组织损伤、皮肤病等病症。

注意事项 体质强壮者，灸量可以大；久病、体质虚弱、老人、小儿，灸量宜小。

2. 艾炷灸

艾炷灸是将艾炷直接或间接置于施灸部位上的灸法。施灸时艾炷的大小、多少，应以疾病性质、病情轻重、施灸部位和年龄大小综合考虑。如初病体质强壮，艾炷宜大，壮数宜多。久病体质虚弱，艾炷宜小，壮数宜少。头面胸部不宜大炷多壮；腹部腰背则艾炷宜大，壮数宜多；四肢末端皮薄骨多，不可多灸；肩背和四肢皮厚肉多之处，多灸无妨等。

艾炷灸分为直接灸和间接灸两种。

（1）直接灸

直接灸是指将艾炷直接放在选定施灸部位的皮肤上点燃施灸，当艾炷燃剩1/3左右，患者开始感到热烫时，即用镊子将剩余艾绒压灭或去掉，另换艾炷再灸，至局部皮肤红晕充血为度。因其灸后不化脓，也不留瘢痕，故易为患者所接受。直接灸还有一种做法，即让艾炷一直燃完之后换炷再灸2～3壮。这种人为地、有意识地造成施灸局部组织烧伤的灸法力量较强，作用持久，可以治疗一些顽固性病症，为古人所常用。因灸后会起水疱、化脓，最后还会留下瘢痕，故不大为现代人所接受。

（2）间接灸

间接灸又称为"隔物灸"或"间隔灸"，即艾炷不直接放在皮肤上，而是在艾炷与皮肤之间用其他物品隔开施灸。其名称由间隔物的不同而异，家庭保健多用"隔姜灸"。"隔姜灸"是指将鲜姜切成0.2～0.3厘米的薄片，用针在中间扎些小孔，放在穴位上，上面再放艾炷点燃施灸，当患者感到疼痛不可耐时，可将姜片稍稍向上提起，稍停片刻后放下再灸。使用本法时，艾炷不宜太大，排列不宜过近，不要施灸太过，以局部皮肤红润为度，以免烫伤。隔姜灸有解表散寒、温中止呕的作用，可用于外感表症、虚寒性呕吐、腹泻、腹痛、痛经、阳痿、遗精、胃脘冷痛、风寒湿痹、肾虚腰痛等疾病。

> **提示**
>
> 艾炷是将艾绒制成类似削好的铅笔头那样的圆锥体。艾炷的灸量单位是"壮"，即以青壮年人为标准，制定的对某病、某穴的艾灸数量，燃烧1个艾炷，即称为"1壮"。制作艾炷时应将艾绒放在平板上，用拇、食、中三指撮捏成圆形小体，要求撮捏紧实、耐燃而不易散裂。

3. 艾熏灸

艾熏灸是指将适量艾叶放入容器内煎煮，然后盛于盆中，趁热用蒸气熏灸病痛患部；也可以将艾绒放入器皿中点燃，以艾烟熏灸。

4. 温灸器灸

温灸器灸是指在艾熏灸的基础上改制而成的用专门器具施灸的一种方法。此法可以较长时间地连续给患者以舒适的温热刺激，以达到局部红润发热而起到温行气血的作用。温灸器灸主要有以下 2 种方法：

（1）温灸筒

先将艾绒和药末放入筒内燃着，然后对准施灸穴位或部位来回熨烫，以局部发热红润、患者自觉舒适为度。温灸筒主要适用于风寒湿痹、腹痛、腹泻、腹胀、痿症等。其中，平面式适用于较大面积的灸治，圆锥式则作为小面积的点灸用。

（2）温灸管

取大艾炷放在管灸器半个鸭嘴形处，点燃后用胶布封闭管灸器内端，插入耳道内施灸，每次灸3～9壮，每日1次，10次为1个疗程。温灸管适用于面瘫治疗，施灸时耳内有温热感。选择温灸管时最好到正规的保健馆去购，千万不要贪图便宜买假具，假具只会使疾病效果适得其反。

第二节 用穴位保养五脏

足三里：健脾和胃第一要穴

足三里穴属足阳明胃经，是中医经穴治疗中涉及范围最广的穴位之一。足，指穴所在部位为足部，别于手三里穴之名也。三里，指穴内物质作用的范围。该穴名意指犊鼻穴传来的地部经水，至本穴后，散于本穴的开阔之地，经水大量气化上行于天，形成一个较大的气血场，如三里方圆之地，故名。

【精确定位】在小腿前外侧，当犊鼻下3寸，距胫骨前缘一横指（中指）。

【简易取穴】取站位弯腰，将同侧手虎口围住髌骨上外缘，其余四指向下，中指指尖处，即是足三里穴。

【一用就灵】每天闲暇之余，用大拇指或中指在足三里穴处按压，每次按压5～10分钟，每分钟按压15～20

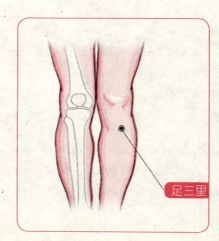

足三里

次，按压力度以有针刺样的酸胀、发热感为宜。也可以选择艾炷灸每次灸5～10壮，艾条每次灸10～30分钟，每周3次。也可以选择拔罐法，每次留罐5～10分钟。长期坚持，可以使脾胃功能得到改善，使人精神焕发、精力充沛。

【养生说明】足三里是胃经的合穴，所谓"合穴"就是全身经脉流注会合的穴位，而合穴治脏腑疾患，最善于治疗腹部疾患。足三里穴可谓是一个多面手，它能补能泻、可寒可热，不仅能够健脾和胃、益气生血、疏通经络、消积化滞，还可以瘦身减肥、祛风除湿，对循环、消化、呼吸、免疫等各系统疾病的恢复有积极作用，尤其是治疗脾胃病，最为显著。

内关穴：心脏保健第一穴

内关穴属手厥阴心包经。内，内部也；关，关卡也。该穴名意指间使穴传来的地部经水，经体内经脉经水的气化之气无法从本穴的地部孔隙外出体表，如被关卡阻挡一般，故名。

【精确定位】在前臂掌侧，当曲泽与大陵的连线上，腕横纹上2寸，掌长肌腱与桡侧腕屈肌腱之间。

【简易取穴】伸开上臂，在前臂前区，从腕横纹向上量3横指，两条索状筋之间，即是

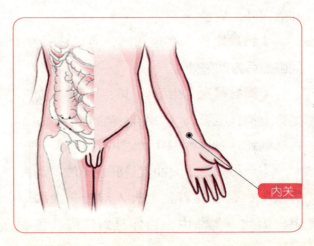

内关穴。

【一用就灵】用手指指腹垂直按压、拿捏内关穴，有宁心安神、和胃和逆、理气镇痛的疗效。用艾灸法，即艾炷每次灸3～5壮，艾条每次灸5～10分钟，每周3次。还可以选择拔罐法，每次留罐5～10分钟。用以治疗心痛、心悸、胸闷、胃痛、偏瘫、失眠、眩晕、偏头痛等病症。

【养生说明】内关穴是八脉交会穴之一，是人体的养生大穴，善治内脏疾病，尤其有助于防治心脏疾患，如心律紊乱、心率不齐、风湿性心脏病、心绞痛、心肌炎、高血压等，还可沟通其他各脉，维持体内阴阳、脏腑、气血的平衡，缓解胃痛、呕吐、呃逆、头晕、失眠、中风、偏头痛、肘臂挛痛、产后血晕、哮喘等症。

太冲穴：肝经上的"消气穴"

太冲穴是足厥阴肝经上的穴位。太，至也、极也、大也；冲，冲射之状也。太冲，脉名。地居冲要，脉气盛大，且有宁静聪明之象。该穴名意指行间穴传来的水湿风气，至本穴后因受热而胀散化为急风冲散穴外，故名。

【精确定位】在足背部，当第1跖骨间隙的后方凹陷处。

【简易取穴】由第1、第2趾间缝纹向足背上推，至第1、第2趾骨结合部前方，可感觉到有一凹陷，即为太冲穴。

【一用就灵】太冲穴是肝经上的"消气穴"，是容易着急上火人群的一大法宝。因此，生活中，当你感到烦闷、焦

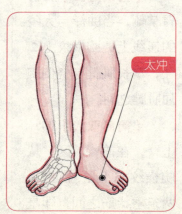

虑甚至想发火的时候，只要用拇指指腹推按双脚背部的太冲穴各3~5分钟，胸中的怒气就会得到缓解，甚至一扫而光。由于肝经的循行路线是自下而上，顺经为补，逆经为泻，因此，消怒火应逆着肝经推，即向大脚趾方向推，要有力度，以产生酸胀感为佳。也可以采用艾灸法，即用艾炷每次灸3~5壮，艾条每次灸5~10分钟，每周3次。

【养生说明】太冲穴是肝之原穴，不论是肝火、肝阳、肝气、肝风，皆可取其泻之、平之。本穴主治头痛、眩晕、疝气、月经不调、癃闭、遗尿、癫狂、痫证、胁痛、腹胀、黄疸、呕逆、咽痛嗌干、目赤肿痛、膝股内侧痛、足跗肿、下肢痿痹。

中府穴：肺脏健康的晴雨表

本穴为肺经首穴。中，与外相对，内部；府，脏腑。该穴名意指本穴的气血物质来自脏腑，故名。肺经经脉的气血物质由本穴募集并传输肺经，是手、足太阴经交会穴。

【精确定位】在胸外侧部，云门下1寸，平第一肋间隙处，距前正中线6寸。

【简易取穴】两手叉腰，胸廓上部锁骨外侧端下缘的三角形凹陷中心是云门穴，由凹陷正中垂直向下一横指处即是。

【一用就灵】每天顺时针按揉本穴，再逆时针揉按本穴各1~3分钟。每天坚持按摩，可以远离胸闷、气喘、肩背痛。但中府穴下方肌肉偏薄，日常保健建议不要使劲，稍稍施力即可。也可以用艾灸法，即艾炷每次灸3~5壮，艾条每次灸5~10分钟，每周3次。还可以选择拔罐法，每次留罐5~10分钟。

【养生说明】中府穴是肺的募穴，即肺脏气血直接输注的地方，最能反映肺的情况，是诊断和治疗肺病的重要穴位之一，经常用来治疗咳嗽、气喘、胸痛，此外肺结核和支气管哮喘患者，在穴位上常有异常反应。又因为此穴是手、足太阴之会，故又能健脾，治疗腹胀、肩背痛等病。

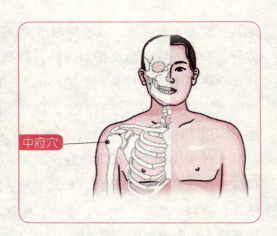

命门穴：强腰补肾又壮阳

命门穴是督脉上的穴位。命，人之根本也，以便也；门，出入的门户也。该穴名意指脊骨中的高温高压阴性水液由此外输督脉，且本穴外输的阴性水液有维系督脉气血流行不息的作用，为人体的生命之本，故名。

【精确定位】在腰部，当后正中线上，第2腰椎棘突下凹陷中。

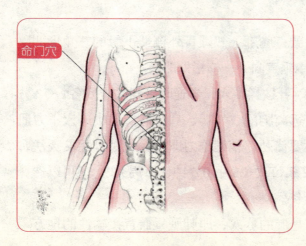

【简易取穴】在腰部后正中线上，第2腰椎棘突下的凹陷处，跟肚脐在同一水平高度，可以沿着肚脐向后找，到了背后正中的棘突下面的凹陷就是了。

【一用就灵】命门穴是人体的长寿大穴，也是益肾壮阳的要穴。因此，按揉此穴或灸才是真正的壮阳之道，每天花3～5分钟用手掌来回擦命门，直到有一股热感透过皮肤向里渗透为止，这种擦法其实连膀胱经的穴位也一起刺激了，效果也好。也可以用艾灸法，即艾炷每次灸3～5壮，艾条每次灸5～10分钟，每周3次。还可以选择拔罐法，每次留罐5～10分钟。

【养生说明】命门穴在腰部，可以壮腰补虚、温补脾肾，可以治疗虚损腰痛、脊强反折、遗尿、尿频、泄泻、遗精、白浊、阳痿、早泄、赤白带下、胎屡坠、五劳七伤、头晕耳鸣、癫痫、惊恐、手足逆冷。对于中老年人来说，经常搓擦命门可强肾固本、温肾壮阳、延缓衰老。

第三节 用穴位调理消化系统

公孙穴：健脾养胃的"第一温阳穴"

公孙穴是脾经的络穴，入属脾脏，联络胃腑，又和位于胸腹部的冲脉直接相通，所以它有兼治脾胃与胸腹部各种疾患的作用。公孙，公之辈与孙之辈也，言穴内气血物质与脾土之间的关系。脾经物质五行属土，其父为火，其公为木，其子为金，其孙为水。该穴名意指本穴物质为脾经与冲脉的气血相会后化成了天部的水湿风气，故名。

【精确定位】在足内侧缘，当第一跖骨基底部的前下方。

【简易取穴】公孙穴的位置不是很好找，一般把公孙穴看做一个区域，在脚拇指跟后，有一块很大的脚掌骨，在脚内侧沿着这个骨头按压，压到最有酸胀或酸痛感觉的那一点，就是公孙穴了。

【一用就灵】公孙穴有"第一温阳

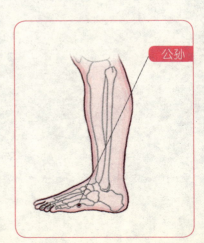

大穴"之称，长期坚持按摩此穴，有健脾益胃、通调冲脉、消除痞疾之功。用中指指腹向内按压该穴，如果嫌力度不够，可以用一只脚的脚跟去踩或者顶这个位置，适可而止，有酸胀感就行。每天早晚各按1次，每次2～3分钟。也可以采用艾灸法，艾炷每次灸3～5壮，艾条每次灸5～10分钟，每周3次。

【养生说明】公孙穴，既是足太阴脾经之络穴，能健脾开胃，主治食欲不振、消化不良、胃痛腹痛、呕吐泄泻等胃肠疾病，配中脘、内关治胃酸过多、胃痛，又是八脉交会穴之一，通于冲脉，能治疗女性痛经、月经过多、面色萎黄之症。

太白穴：健脾化湿助食欲

从五行来看，脾属土，所以脾经又称土经，作为脾经上的穴位太白也属土。太，大也；白，肺之色也，气也。该穴名意指大都穴传来的天部水湿云气，至本穴后受长夏热燥气化蒸升，在更高的天部层次化为肺金之气，故名。

【精确定位】在足内侧缘，当足大趾本节（第1跖骨关节）后下方赤白肉际凹陷处。

【简易取穴】将一只脚搁在另一条腿上，我们就会看到脚部中心有一条椭圆形的弧线，这就是足弓。这个弧线的起始点，就是太白穴所在的位置。

【一用就灵】揉太白穴有个方法，就是用大拇指的内侧多硌它，

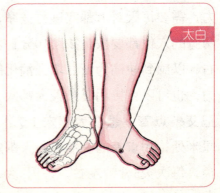
太白

这样健脾的效果才好。每天按揉10分钟左右，以有痛感为宜，每日1～3次。有增进食欲、理气和胃的良好功效。也可以用艾灸法，艾炷每次灸3～5壮，艾条每次灸5～10分钟，每周3次。

【养生说明】太白穴是脾经的原穴，按揉或者艾灸此穴可以补脾，对脾虚症例如食欲不振、全身乏力、腹胀、便溏等脏腑病有很好的作用，亦可以补后天之本，增强体质。另外，按揉太白穴还可以调节血糖，治糖尿病。

大都穴：增强人的消化能力

大都穴是脾经上的要穴。大，穴内气血场的范围大也；都，都市也，物质的集散之所也。该穴名意指隐白穴传来的生发之气，如都市之物在此聚散，故名。

【精确定位】在足内侧缘，当足大趾本节（第1跖骨关节）前下方赤白肉际凹陷处。

【简易取穴】正坐垂足或取仰卧位，在足大趾内侧，第1跖趾关节前下方。

【一用就灵】要增强消化能力，需要每天对大都穴进行按摩，两脚的穴位都要按，按摩10分钟左右，以感到酸痛为度。增强消化能力，也可以直接用艾条灸大都穴，把艾条点着，悬在大都穴上方1.5厘米处，用点着的一端对着大都穴灸，每次灸5分钟左右，每周3次，

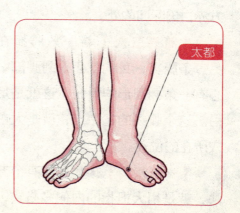

效果也比较明显。艾灸大都穴，还特别适合那些情绪抑郁的人，也适合那些工作压力特别大的人。艾炷每次灸3～5壮，艾条每次灸5～10分钟，每周3次。

【养生说明】大都穴是脾经上的荥穴，荥主身热，此穴有泄热止痛、健脾和中的作用，对于腹胀、腹痛、胃炎、胃痉挛、急慢性肠炎都有很好的缓解作用。

内庭穴：泻胃火疗效好

内庭穴属于足阳明胃经。内，入也；庭，指门庭。穴在足背第2、3趾间缝纹端，趾缝如门，喻穴在纳入门庭之处，故名。

【精确定位】在足背，第2、第3趾间，趾蹼缘后方赤白肉际处。

【简易取穴】正坐垂足或仰卧位，足背第2、第3趾之间，皮肤颜色深浅交界处，即是内庭穴。

【一用就灵】如果经常口臭、胃酸、便秘，多是胃火惹的祸。平时经常用拇指指腹按压此穴，每侧2～3分钟，稍用力按压，以产生酸胀感为宜。坚持按摩，有助于降胃火。也可以用艾灸法，艾炷每次灸3～7壮，艾条灸5～15分钟，每周3次。

【养生说明】内庭穴最显著的一个特点就是泻胃火。凡是胃火引起的头疼、面部痤疮、咽喉痛、鼻出血、口臭、胃酸、便秘都可以揉内庭穴，它的祛热、祛胃火效果非常好。

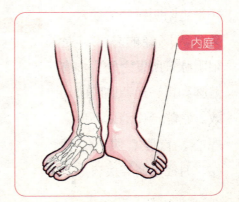

天枢穴：便秘、腹泻双向调节

天星名，即天枢星。该穴之名意指太乙穴、滑肉门穴二穴传来的风之余气以及由气冲穴与外陵穴间各穴传来的水湿之气相交本穴后，因其气血饱满，除胃经外无其他出路，因此上走向更高的天部输送，故名。

【精确定位】 肚脐两旁，距离肚脐2寸，是上下腹的分界，处于人体的中间地带。

【简易取穴】 取仰卧位，肚脐旁开3横指，用手指按压时有酸胀感，此处即为天枢穴。

【一用就灵】 通常情况下，便秘要用整个手掌按顺时针方向摩天枢穴周围，可以帮助肠子蠕动，治疗便秘，还可以用两个拇指点按天枢穴，尤其是左边的天枢穴，因为左边可以促进排便。如果是腹泻应用艾灸的方法，因为腹泻属于寒性，所以我们要用灸法。《胜玉歌》中明确地说："肠鸣时大便腹泻，脐旁两寸灸天枢。"方法是艾炷每次灸5～7壮，艾条每次灸10～15分钟，每周3次。还可以用拔罐的方法，每次留罐3～5分钟。

【养生说明】 天枢穴既是足阳明胃经的要穴，又是大肠经的募穴，是阳明脉气所发之处，具有健脾和胃、通调脏腑的功效。它能治疗消化不良、恶心、胃胀、腹泻、便秘、月经不调等疾病。

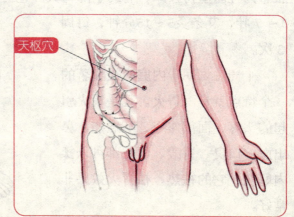

第四节 用穴位调理亚健康

消泺穴，胸闷气短的克星

消泺穴属于手少阳三焦经。消，溶解、消耗也；泺，水名，湖泊之意。该穴名意指清冷渊穴传来的滞重水湿云气，至本穴后，水湿云气消解并化雨降地，降地之雨在地之表部形成湖泊，故名。

【精确定位】在臂外侧，当清冷渊与臑会连线中点处。

【简易取穴】先取肩髎穴，其与肘尖连线上，肩髎下7横指处即是该穴。

【一用就灵】由于工作紧张，压力大或者饮食不当，可能会有胸闷、心悸的现象，这种症状不必惊慌，只要每天坚持按揉消泺穴就能缓解甚至治愈这种不适症状。因为胸闷是上焦气郁而成，而消泺穴正是三焦经的一个穴位，经常按摩或敲击此穴，会使胸闷气短症状消失。也可以用

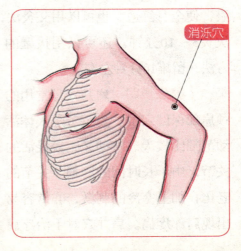

消泺穴

艾灸法，即用艾炷每次灸3～5壮，艾条每次灸5～10分钟，每周3次。还可以用拔罐的方法，留罐10分钟左右。

【养生说明】消泺穴有清热安神、活络止痛的功效。适用于头痛、颈项强痛、臂痛、齿痛、癫痫。配肩髎、肩髃、臑会、清冷渊治肩臂痛、上肢不遂、肩周炎等病症。

肩井穴，颈肩酸痛的救星

肩井穴属足少阳胆经。肩，即肩部，指穴在肩部也；井，地部孔隙也。该穴名意指胆经上部经脉下行而至的地部经水，至本穴后，经水由本穴的地部孔隙流入地之地部，故名肩井。

【精确定位】在肩上，前直乳中，当大椎与肩峰端连线的中点上。

【简易取穴】先找到大椎，再找到锁骨肩峰端，二者连线中点即是该穴所在位置。

【一用就灵】落枕和肩酸背痛，每天早晚用中指指腹揉肩井穴3～5分钟，长期坚持，不但能够远离肩部疼痛的困扰，还能活血散瘀，使全身舒适。也可以用艾灸法，即用艾炷每次灸3～5壮，艾条每次灸5～10分钟。还可以用拔罐的方法，留罐10分钟左右。

【养生说明】肩井穴是常用的颈肩部保健穴位。肩关节是人体活动范围比较大、转动又比较灵活的关节，由于长时间的磨损，关节的老化，加上寒冷的刺激，非常容易出现肩部疼痛。肩井穴对于治疗肩

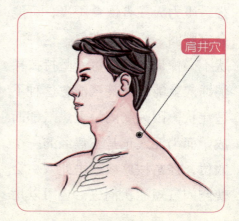

酸疼、头酸痛、耳鸣、落枕等有显著疗效。但肩井穴不能受到重压或击打，孕妇慎用。

太阳穴，让你不再抑郁

太阳穴属于经外奇穴，是人体头面部的重要穴位。太，形容词，即高、大、极、最之意；阳，阴阳之阳。头颞部之微凹陷处，俗称太阳，穴在其上，故名。

【精确定位】在颞部，当眉梢与目外眦之间，向后约一横指的凹陷处。

【简易取穴】眉梢与目外眦连线中点向后一横指，触及一凹陷处即是。

【一用就灵】当你感到抑郁、烦闷、头痛时，按压头部两侧的太阳穴，就会缓解这种不良症状。按压太阳穴时要两侧一起按，两只手十指分开，两个大拇指顶在穴位上，用指腹、关节均可。顶住之后逐渐加力，以局部有酸胀感为佳。产生了这种感觉后，就要减轻力量，或者轻轻揉动，过一会儿再逐渐加力。如此反复，能够迅速消除疲劳、解除烦闷、振奋精神、使注意力保持集中。此外，也可以用艾条每次灸5～10分钟，每周3次。

【养生说明】太阳穴是治疗头痛、偏头痛、眼睛疲劳、牙痛的关键穴位。每天临睡前及早晨醒时，

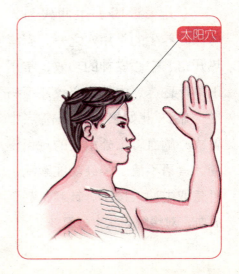

可用双手中指指腹按揉太阳穴3~5分钟，不仅能加快局部血液循环和新陈代谢，还能达到健脑提神、养目护身、消除疲劳的效果。

中冲穴，防止"瞌睡虫"缠上你

中冲穴位于手厥阴心包经的末端。中，与外相对，指穴内物质来自体内心包经；冲，冲射之状也。该穴名意指体内心包经的高热之气，在由体内外出体表时是冲射之状，故名。

【精确定位】在手中指末节尖端中央。

【简易取穴】俯掌，在手中指尖端的中央即是该穴所在位置。

【一用就灵】在困倦袭来时，反复按揉位于中指指尖正中部的中冲穴。按摩时用拇指指甲尖垂直掐按中指端正中穴位，每天早晚各掐按1次，每次1~3分钟。坚持按摩，就可使"贪恋"你的瞌睡虫远离你。用艾炷每次灸1~3壮，艾条每次灸5~10分钟，可以缓解心痛、昏迷、舌强肿痛、中暑等病症。

【养生说明】中冲穴为人体保健养生的常用穴之一，有清热开窍、宁心安神的功效，常用于治疗昏迷、中暑、心绞痛等病症。临床上如果出现因高热中暑或心脑血管意外引发的意识模糊、言语不清、神经功能紊乱，可急取中冲穴按压、针刺，甚至放血，对缓解症状十分有效。

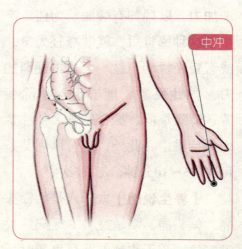

百会穴，让你远离头痛失眠

百会穴属于督脉上的穴位。百，数量词，多之意；会，交会也。该穴名意指手足三阳经及督脉的阳气在此交会。本穴由于其处于人之头顶，在人的最高处，因此人体各经上传的阳气都交会于此，故名。

【精确定位】在头部，当前发际正中直上5寸，或两耳尖连线中点处。

【简易取穴】取正坐位，两耳尖与头正中线相交处，按压有凹陷处，即是百会穴所在位置。

【一用就灵】如果你经常头昏、头痛、失眠、健忘，那么每天按摩头顶中央的百会穴，每次按顺时针方向和逆时针方向各按摩50圈，每日2～3次。坚持按摩，可以使上面的不适症状得到缓解，还可以开慧增智、延年益寿。此外，也可以用艾灸法，艾炷每次灸5～10壮，艾条每次灸10～15分钟，每周3次。

【养生说明】百会穴既是长寿穴又是保健穴。位于人体巅顶之上，是体内多条阳经和阳气会聚之处，不仅对于调节机体的阴阳平衡起着重要作用，还是调节大脑功能的要穴。平时按压百会穴，能提升体内的阳气，维持阴阳的平衡，从而有助于养生保健、疾病预防。百会穴除了调理头痛失眠，对眩晕、惊悸、中风不语、癫狂、痫证、瘾病、耳鸣、鼻塞、脱肛、痔疾、阴挺、泄泻、高血压、低血压等病症也有很好的辅助疗效。

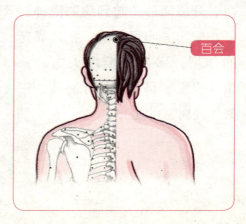

印堂穴，改善面部气色

印堂穴属于经外奇穴。印，泛指图章；堂，即庭堂。古代指额部两眉头之间为"阙"，星象家称印堂，穴在其上，故名。

【精确定位】位于人体前额部，当两眉头间连线与前正中线之交点处。

【简易取穴】两眉头连线中点处即是该穴所在位置。

【一用就灵】如果头痛、失眠、血压升高时，印堂就会晦暗，这时可以用中指指腹点按印堂3～5分钟，不适感觉就会得到缓解。每天用食指或中指点按印堂穴100次，可以改善面部气色、疏通经络、调和气血，有病治病，没病强身。此外，也可以用艾灸法，艾炷每次灸3～5壮，艾条每次灸5～15分钟，每周3次。

【养生说明】印堂穴处的气色可以反映一个人的精力、体质、心理等多方面的信息。精神饱满、体质状况良好印堂就会充满光泽。反之，如果过度疲劳、长期处于亚健康状态，印堂就会晦暗。因此，经常按压印堂穴，可调和气血、升清降浊，起到清脑健神、舒心宁志、明目去皱、祛风通窍的作用。多用于治疗头痛、头晕、失眠、鼻炎、目赤肿痛、三叉神经痛、高血压等。

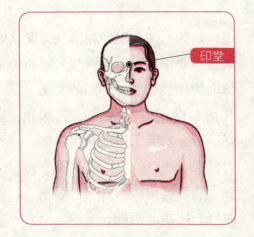

第五章

疾患：做自己的保健医生

生活中，我们不能等饿了才吃饭，不能等渴了才喝水，不能等急了再上厕所，不能等困了才睡觉，不能等病了才想到健康的重要性。对于健康，中老年人一定要未雨绸缪，及时捕捉疾病信号，善于掌握防治知识，做自己的保健医生。因为只有自己最了解自己的身体，能够结合自己的体质和生活环境，找到最适合自己的保健方法。

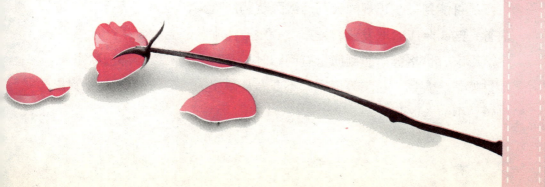

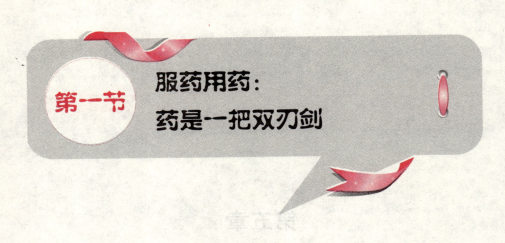

第一节 服药用药：药是一把双刃剑

防止购买假药和劣药

如今，医院的医疗费居高不下，许多人为了节省开支，都习惯于到市场上自己买药，或在医院开了处方之后再到药店买药治疗。这样做虽然无可厚非，但不少买药者却买到了假药或劣质药，由此带来了许多不良后果。假药或劣药之祸已经成为世界性的问题。误用假药或劣药，轻则延误病情，重则害人性命，世界上每天都有患者因假药而去世。那么，如何防止买到假药或劣药呢？在此推荐以下几点可以在购买药品时用来识别某些真假药品，避免因购买假药而造成对身体的伤害。

1. 关注购药渠道及有效证明

尽可能到一些正规的大药店或医院药房购买，因为大药店比较重信誉；购买时应索取发票，发票上一定要注明药品名称、生产批号、生产厂家、价格等。遇到质量有问题时，及时与药品监督部门联系，提供发票、实物、包装等证据。不要盲从陌生人、广告或电话的介绍推销，拒绝送货上门。

2. 看包装盒

真药在包装上很注意，在外包装上会标有药品批准文号、生产企业名称、注册商标和产品批号等信息，让消费者一目了然，对药物的一些信息有了初步的认识。正品所用的纸盒比较硬，不易分层；外观颜色纯正，印刷字迹清晰，打印批号不透纸盒。假药包装盒所用的纸盒比较松软、稍厚，外观颜色不纯正；字迹有些模糊，易分层，打的钢印批号透过纸盒。包装药品的铝箔板：正品印刷字色纯正，字迹清晰，边缘整齐。假药边缘不整齐，印刷字迹有些模糊、重影，字色深浅不一。如果某一种或几种药物的外包装上没有相关的标识，我们最好不要购买，因为它有可能是假药。此外，药物的有效期，一般在药物的瓶贴或盒贴标签上。除了表明生产批号外，还注有失效期。达到失效期的药物就是劣药。所以，我们在购买药物时，首先要看它的生产日期和有效期。

3. 识别药物外观性状

识别药物外观性状是判断药物是否变质的一个很重要的方法。对片、丸、胶囊等药物制剂，要看其有无变色、斑点、脱皮、粘连等情况，对内服糖浆、药水等水制剂，要看其有无霉花、絮状物等情况；对粉针剂，要看其有无结块、潮解、变色；对软膏剂，要看其有无水化、变稀、变色、异味等情况。

4. 网站中查询

在国家食品药品监督管理局网站中查找，键入网址：http://www.sfda.gov.cn点"数据查询"，再点"基础数据"，然后把药品名称或批准文号输入就可查到该产品注册信息，查不到的就是假药。

5. 使用全国电码防伪系统

电码防伪技术是近几年才开始使用的一种非常有效的防伪技术，每盒药品的包装盒上都有一个唯一的识别代码，一般为21位。查询方法也很简单，揭开代码标签，拨打防伪电话就可以了。

6. 看药品批准文号

目前，我国已经对药品的批准文号进行了统一的换发，如果格式不符合，就应当进一步鉴别：国药准字H（Z、S、J）+8位阿拉伯数字组成，其中H代表化学药品，Z代表中药，S代表生物制品，J代表进口药品分包装。药品批准文号都带有"药"字样，若无，则此产品不属于药品。另外，看有没有批号，批号一般都是该批药品的出厂日期，如20010101等。

7. 看药品说明书

经批准合法生产的药品的说明书内容准确，治疗范围限定严格，附有详细的使用方法、毒副作用等，而在包装上出现了一些国家禁止在药品包装上印制的内容，如"正宗××"、"祖传秘方"或宣称包治百病的药往往是假药。

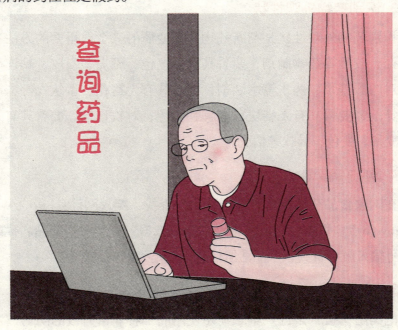

服药宜把握时间

许多人生病吃药的时候，都会遇到这个问题，就是什么时间吃药最好。有人觉得饭前吃好，有人觉得饭后吃好，也有人觉得无所谓，什么时候吃效果都一样。其实不然，药在饭前吃还是饭后吃，是要根据病情和药物对胃的刺激情况来决定的。有些药需要它很快起作用，就要在饭前吃，因为饭前胃是空的，能很快将药吸收。而有些药毒性比较大，吸收太快容易中毒，还有些药对胃有刺激性，饭后吃的话，胃里的食物可以将药物隔离，使药性缓慢释放。

所谓"饭前"吃药是指吃饭前30分钟内，"饭后"是指吃饭之后30分钟内，"饭间"是指在两次吃饭之间的空腹状态服药，大约从饭后两小时开始，到下次吃饭前两小时。如果把"饭间吃"误解为吃饭的时候吃，就无法取得预想的药效。此外，服药的时间还有饭后直接服用和睡前服用。要求"饭后直接服用"的药物最好吃完饭马上服用，这种药在吃饭的时候服用也没关系。而"睡前服用"的药物，最好在睡前30～60分钟内服用。我们一定要仔细阅读药物说明书，按照说明书上的要求按时服药，或遵医嘱。

日常生活中，我们可以积累一些相关的知识，了解某些常用药的服用时间宜忌，这对我们是有利无害的。

1. 宜饭前空腹服用的药物

胃壁保护药，服此类药物后药物会分散并在胃壁形成一层保护膜，与食物同时服或饭后服则药物会与食物混合而起不到应有的作用；肠道抗感染药，此类药物要求肠道内药物浓度较高，进食会降低药物浓度；肠溶衣片剂，该类药物需要到达肠道以后才能消化吸收，而进食会影响胃的排空，延迟其消化、吸收；利福平、氨苄青霉素等药物因易被食物中的纤维素吸附而使吸收减少也应饭前服用；此外，某些驱虫药、泻药等也要饭前服用。

2. 宜饭后服用的药物

规定饭后服用的药物通常是像解热镇痛药阿司匹林，这类药物对胃有一定的刺激性。饭后胃里的食物可以防止药物损伤胃黏膜，起到缓冲剂的作用。另外，能长时间起作用的缓释药物也是一种饭后服用的药物，如果在空腹时服用，其药效持续时间会缩短。

3. 宜饭时服用的药物

宜饭时服用的药物常见的有鱼肝油等脂溶性药物，因为脂溶性药物可溶解于食物中的脂肪内，更容易吸收；另外，助消化药与食物同时服用，其助消化作用更佳。

4. 睡前不宜服用的药物

降压药： 如果在睡前服用，睡后血药浓度到达峰值，血压大幅下降，心、脑、肾等重要器官会出现供血不足。

止咳药： 止咳药虽能止住咳嗽，但也会造成呼吸道痰液潴留，阻塞呼吸道。另外，入睡后副交感神经兴奋性增高，导致支气管平滑肌收缩，支气管管腔变形缩小。在狭窄的管腔里，加上痰液阻塞，易出现呼吸困难等症状。

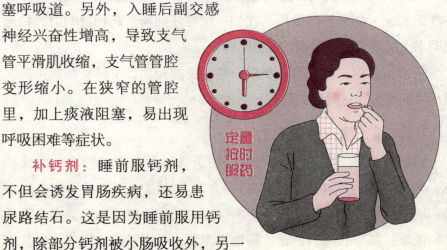

定量按时服药

补钙剂： 睡前服钙剂，不但会诱发胃肠疾病，还易患尿路结石。这是因为睡前服用钙剂，除部分钙剂被小肠吸收外，另一部分要通过泌尿道排除体外，当排钙高峰到来时人已熟睡，尿液中的钙便会滞留在尿路中，久而久之，逐渐会形成结石。

利尿药： 如环戊氯噻嗪、氯噻酮、氢氯噻嗪、安体舒通等利尿药，服后一小时左右就会发挥利尿作用。为避免影响睡眠，利尿药不宜睡前服，宜在清晨空腹口服。

此外，催眠药、缓泻药等宜于睡前15～30分钟服用。许多药物都是有严格的服用时间的，因此，我们要按照说明书或医生要求的服用时间用药，以保证身体尽快恢复。

服药要用温开水送服

有些中老年人在吃药的时候，为了图省事，把药粉、药片、胶囊一股脑儿地往嘴里送，不用温开水送服，就把药强咽了下去。还有人用牛奶、果汁饮料等送服药物，而不是用白开水，殊不知，这样服药极容易导致一些不良后果。

如果不用水送服药物，药物就可能卡在食管里，无法到达胃部，还有可能进入气管中。药物卡在食管中会削弱药效，错误地进入气管会影响到呼吸，有时甚至还会出现恶心、胸部不适等症状。此外，直接吞服药物还可能使药物贴在食管黏膜上缓慢溶解，这会刺激黏膜进而引发炎症。胶囊的外壳容易粘在喉咙和食管的黏膜上引起食管损伤，这种现象称为"药物性食管炎"。四环素、阿仑膦酸钠、氯化钾等药物都曾出现过这样的病例。

牛奶中含有比较丰富的钙、铁等离子，同某些药物发生化学反应后，生成稳定的难以溶解的结合物，这样，药物的有效成分难以被肠道吸收，有些成分还会被牛奶所破坏而失效。同样，果汁饮料也是如此。多数饮料的主要成分为糖、有机酸、碳酸氢钠等，如与药物混合在一起，不仅会影响药物的吸收和疗效，而且使许多药物提前分解和溶化，对胃黏膜产生刺激作用，加重药物的不良反应。

因此，服药不但要用水送服，而且要用温水。因为温水不会降低胃的温度，也不会抑制胃的活动，能够保证药物顺利吸收。如果用热水送服，有些药物的药效可能会受到影响，最佳选择就是用37℃左右的温水送服。

患者在服用口服药物时，除了药物说明书上有标注了"含服"二字外，都应该用100毫升以上的温开水送服。服药时，最好是先含一口水，再把药放进嘴里一同吞下，这样就可以避免药物卡在喉咙里了。服药后，不应立即就寝，而应让身体保持数分钟的站立姿势，这样可以有利于药物迅速地到达胃部。

一定要按时、按量服药

日常生活中不乏这样一些患者，服药总是"三天打鱼，两天晒网"，想服就服，或忘记了就一两天不服，想起来就加量多服，以便事后补上；另有一种情况是恨病吃药，急病、重病也应按规定服药，但他却一次服10片、8片。俗话说"是药三分毒"，虽不绝对正确，但绝大多数药都有一定毒性是千真万确的，尤其是急重患者的用药，用之不当，对健康无益，反而有害。

由于每种药物和疾病都有各自的特点，药物服用时间也有所不同。按时、按量服药是为了最大程度地发挥药效，同时尽量避免副作用。不按时、按量服药有可能妨碍药物发挥功效，或容易出现副作用。当血液中的药物浓度达到一定水平时，药物才会发挥作用。如果血药浓度低于这个值，药物就不会有明显作用，也就没有什么疗效。此外，如果血药浓度过高，出现副作用的危险性就会增大。

患者服药的时间、用量，都是根据药物的作用、用途决定的。血药浓度会随着时间慢慢降低。服药时间是综合考虑血药浓度以及半衰期（血药浓度降低一半时需要的时间）等因素确定的。为了让药物持续发挥药效，就需要在血药浓度降至无效水平前再次服药，这样可以将血药浓度控制在比较理想的水平。很多药物采用多次服用的方法可以保证血药浓度的稳定。

治疗哮喘病和心律失常的药物要始终保持一定的血药浓度，所以更要严格按照规定的时间服药。哮喘多发于深夜，考虑到这一点，有些哮喘药物规定要在晚饭后服用。如果晚饭后忘记服用，即使起床后补上也毫无意义。

解热镇痛药阿司匹林，由于对胃有一定的刺激性，一般在饭后15～30分钟服用，这时药物借助胃内的食物减轻和缓和了对胃的刺激。

抗菌消炎药，只有每次按要求服足量，按时连续一定时间，才能彻底消灭病菌，使疾病痊愈。如果每次服不够量，或不能按时服药，不但消灭不了病菌，反而使病菌对这种药物产生了抵抗能力，也就是常说的耐药性，使这种药对病菌失去了作用。

健胃药、滋补药、止泻药一般在饭前服用，这是因为这些药物大多对肠胃刺激不大，而且由于在未进食前，药物可以不受食物干扰，有利于完全吸收和快速发挥作用。而催眠药、缓泻药等宜于睡前15～30分钟服用。

此外，对于那些控制饭后血糖升高的治疗糖尿病的药物、用来保护空腹时胃黏膜的治疗消化性溃疡的药物等，需要固定在饭前或饭后服用。所以这类药物即便忘记服用，也不能什么时候想起来什么时候服用，而是应该严格遵守医嘱，该饭前服用的就在饭前服用，该饭后服用的就在饭后服用。

总之，很多药物都是有严格的服用时间的，所以，我们要按照说明书或医生要求的服用时间及服用量用药，以保证身体尽快恢复。

用药姿势也有讲究

服药时所采用的姿势对药物的吸收作用有着较大影响。因此，我们要根据药物的种类来采用不同的用药姿势。

不少人有躺着吃药的习惯，尤其是老年人。但这种姿势很可能使部分药物停留在食道中溶化或附着在食道壁上，不但影响药物吸收，还会刺激食管，引起食道发炎，甚至溃疡。此外，躺着服药还容易使药物卡在喉咙或食管里。

英国一位科学家让患者口服了能在X线下清晰可见的钡元素，进行研究观察，结果发现：患者采用站立或坐位服药时，只需6毫升的水冲服，药物在5秒钟之内就能全部达到胃里；但如果躺着服用同样的药物，用了多达几倍的水冲服，有一半药物在长约25厘米的食管里就逐渐被溶化吸收，并不能全部到达胃里，致使药物没有完全发挥作用。另外，躺着服药也易使药物和水误入气管，引起呛咳。

正确的服药姿势应该是站位或正坐位。当然，身体不舒服的时候没必要勉强自己站起来，但应该坚持坐起来服药。通常，服药后立即躺下，可能会使药物回流至食管，所以服药后的30分钟内最好不要躺下。

提示

某些治疗胃溃疡的药，其药理作用是药物与胃黏液中的黏蛋白质结合形成保护膜，覆盖溃疡面而促进溃疡愈合。因此，服用抗溃疡药后应静卧片刻，并根据不同的溃疡部位，采用不同的卧位。溃疡在胃底后壁，宜仰卧；溃疡在胃体后侧壁，宜左侧卧位。这样既可减慢药物排空时间，延长药效，又可减少胃酸和十二指肠液的反流，减轻对胃黏膜的侵腐作用，从而提高疗效。

使用外用药要谨慎

外用药是指用在身体的外表并没有直接进入身体内部的药物。因此，许多人对外用药很放心，认为它对身体没有什么负面影响。小张就是这样认为的。她长着一张娃娃脸，平时非常注重自己的穿着妆扮，可由于她的皮肤属于敏感性皮肤，使用化妆品时稍有不慎皮肤就轻易发红，由于嫌去医院麻烦，她每次都是去四周药店买盒皮炎平抹一抹，虽然症状有所缓解，可一停药皮肤状况就变得更差。到医院接受检查后，医生说她患了"激素依靠性皮炎"。事后她很后悔自己的随意用药行为。

虽然外用药看似没有进入身体内部，但是，药物可以通过皮肤和黏膜吸收，尤其是发炎、浸润、烧伤的皮肤对药物的吸收能力更强。外用药还会引起全身和局部反应。此外，外用药还有很多不稳定的因素可能会对我们的身体造成一定的损害。

我们在使用外用药前，应该首先确定疾病的种类，根据疾病选择正确的外用药。即使是一种疾病，其发展阶段不同，其使用的药物也有可能不相同。因此，我们要对自己的疾病有相当程度的认识，以保证使用正确的药物，防止误用外用药可能带来的后果。此外，使用外用药前应注意以下几点：

1. 用药前要认真清洁患部和双手，涂药时注意不要用手直接触碰容器口，如果手直接接触了药瓶的瓶口，里面的药物有可能受到污染，所以最好使用干净的棉棒或刮刀取药。药膏一经取出，就不能再放回瓶内。

2. 有些人在涂完药后会将伤口包扎起来，其实在这种密封状态下，患部有可能发炎。如果药物的说明书上标明该药物只能"外涂",就不要将药物涂在纱布上再贴到皮肤上,也不要涂完药后再在上面贴创可贴。

3. 不要用力揉擦患部。外用药原则上不能直接涂在伤口上,但防止伤口化脓的药物除外。药膏的量以患部湿润为宜,要轻轻将药膏涂在患部。只有在治疗冻疮和手部粗糙等需要促进血液循环的疾病时,才需要在涂药的时候加以适当的按摩。如果患有湿疹,按摩反而会使症状恶化,一定要格外注意。

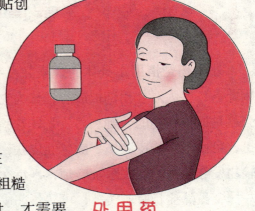

外用药

4. 用类固醇制剂涂抹脸和手脚时,要先涂抹脸部,然后涂抹身体,最后涂抹手脚。

 ## 病好了是否马上就停药

经常听到一些老人这样说,即使病好了,也要再继续服几天药,以免病情复发,有些人会坚持把剩下的药吃完,而有些人则认为,既然病已经好了,就没必要再吃药,毕竟"是药三分毒",吃多了不好。两种观点听起来似乎都有道理,那么,"病好了"之后到底还要不要继续吃药呢?实际上,对患者来说,如何服药、什么时候停药都是有讲究的。从疾病的角度来讲,症状消失后要不要继续吃药,要视疾病的类型而定,有的一定要继续吃,有的不需要继续吃药,有的则必须视检查结果而定。

1. 慢性病症状好转后不能马上停药

多数慢性病在症状好转后，如果炎症没有完全消除，就不能马上停药，否则会使病情复杂或加大治疗难度。如胃溃疡，经过抗酸治疗、抗幽门杆菌治疗或保护胃黏膜治疗等对症治疗之后，在几天内就能达到使疼痛症状好转的效果，但此时，炎症并没有被消除，溃疡的创面还没有完全愈合，因此还需要继续服用抑酸药物或胃黏膜保护剂等，至少要持续2～4个月，甚至要经过一年半载的维持性治疗后，方能停药。如果疼痛消失后马上停药，不加以"巩固"治疗的话，一年内病情的复发率将高达80%。同样，结肠溃疡、十二指肠球部溃疡等溃疡类疾病和结核病、癫痫病、类风湿性关节炎等，都需要一段时间的"巩固"治疗，以防止复发。此外，在使用抗癫痫药和肾上腺皮质激素类药物时，"巩固"期间需要用"逐渐递减"的方法慢慢停药，会起到很好的效果。

> **提示**
>
> 一些目前尚无特效药可治愈的疾病，需要长期服药来控制病情，即便在症状减轻或暂时消失的时候，也不宜停药，否则症状一定会反复，甚至危及生命，如高血压、糖尿病、心律失常及精神分裂症等都属此类。

2. 急性病症状消失就可停药

通常情况下，大多数急性病症治愈后就需立即停药，因为病好后再用药没有意义，并且有些药如果过度服用，还会对肝肾功能造成损伤。急性病症最常见的就是上呼吸道感染，例如出现感冒、咳黄痰和发烧等症状时，如指血化验显示白细胞数量升高，表明有了明显的炎症，此时需要用抗生素类药物来控制病情。但这类药物不主张服用时间过长，在常规的治疗中，只要控制住病情就应马上停药，且用药时间最多不应超过7天。有些人认为，自己经常感冒，所以应该多吃几天消炎药，这样做不但会造成胃肠功能的损伤，还容易出现恶心、呕吐、食欲不好、便秘等不良反应，甚至造成肠道菌群失调，发生严重腹泻等。一些需要在症状发作时对症使用的治疗类药物，在症状消失后也不需继续服用，如头痛时使用的去痛片、发热时使用的退烧药、失眠时使用的安眠药等。另外，长期反复使用同一种抗生素，也容易产生耐药性。

3. 有些病须视检查结果而定

许多人都认为，吃了药，不舒服的感觉消失了，病就好了。事实真的是这样吗？专家认为，病是否"好了"是有医学标准的，通常医生认为，当患者的自觉症状消失、化验指标正常、查体不再出现异常现象时，才证明病已痊愈，而有些疾病必须靠实时监控的化验结果来进行准确的判断。如：肝病患者要根据肝功能的化验结果来进行病情监控，特别是由各种原因导致的急性肝功能损伤，在症状消失后，各种酶学指标可能尚未恢复，仍然需要服用保肝药物继续治疗，直至包括酶学指标在内的各项肝功能均恢复正常才可停药；甲状腺功能亢进（甲亢）患者，出现甲亢症状后，通过吃药，可使甲状腺素水平逐渐下降，此时应随时根据化验数值的下降情况来调整药量，并最终决定是否需要继续服用药物，以免因药量不当，造成甲状腺素水平控制得不好，甚至引起甲状腺功能减退等，使病情复杂。

身患多病的老人用药须知

老年人由于生理功能衰退和免疫功能低下，往往同时患有多种疾病。那么，怎样合理用药以减少不良反应呢？

1. 药物品种宜少

一般不超过3种。而且有些药物不宜合用，如抗震颤麻痹药左旋多巴与降血压药利舍平合用，会加重颤抖等病情。

2. 药物剂量宜小

一般从规定的小剂量开始，即按成人量的1/5（或1/4、1/3、1/2、2/3、3/4等）顺序逐渐增加。药效不佳时，亦不能随意增加剂量，以防中毒。如高血压患者要严格掌握剂量，以免发生体位性低血压，诱发心肌梗死，甚至突然死亡。

3. 口服给药为好

多数老年患者肌肉较瘦弱，对药物吸收较差，尤其多次肌内注射后，容易发生疼痛、硬结或溃疡。经常静脉注射，又易引起静脉炎等。

4. 另辟给药途径

老年人若既有胃溃疡，又患关节炎，而治疗关节炎的药物对胃几乎都有刺激性，易发生疼痛或出血，若改服阿司匹林（乙酰水杨酸）肠溶片，或用吲哚美辛（消炎痛）栓剂塞入肛门内，效果较好。

此外，需要加强督促检查，因老年人记忆力减退，容易忘服、多服、误服，以致难以奏效或加重病情。同时，药物要妥善保管，防止变质，并注意有效期。

不要服用过期的药

有些人吃药不看保质期，即使过了保质期，还照吃不误，自认为没有什么危害，只是药效不如处在保质期的药效强，结果使自己的健康受到了危害。药物过了保质期，并不意味着它的成分马上就会发生变化，但存在药物成分发生变化的可能性。如有效成分分解、药效降低，或转化为有害的物质。因此，不服用过了保质期的药物是最安全的服药做法。

药物的保质期是药物生产商可以对其产品提供质量保证的期限，一般为6个月～3年，但前提是未开封并且常温保存。已经开封的药物，它的性质变化会加快。不管说明书上标明的保质期有多长，凡是开封超过半年的药物最好不要服用。开封药物的时候，最好把开封的日期写在容器的盖子上或包装盒上，这样就不用担心日后忘记了。如果将没有开封的药物放在高温或湿度高的环境中，药物的成分也可能发生变化。此时，药物非但没有疗效，还可能对身体有害。

对于那些虽然没有开封，但也记不清是什么时候买的或医生开的药物，最好也处理掉。还有一些危险的药物虽然已经停止生产，但流入市场的部分还是会有患者在不知情的情况下使用。这种药物虽然药店会进行回收，但还有一部分可能留在一些患者手中。这样的药物也不应服用。

如果药物看上去有些异常，不管有没有过保质期，都不要服用。片剂上出现裂缝，糖衣片的表面失去了光泽、溶剂变得浑浊等都是异常的表现，此时不要继续使用该药物。

含有许多生药和消化酶的治疗胃肠道疾病的药物尤其容易变质，所以要格外注意。另外，阿司匹林时间长了可能会遇潮分解为水杨酸和醋酸，而水杨酸是用于制造防腐剂的有害物质。口服糖浆和眼药水也要注意保管，因为糖浆和眼药水中有大量糖分和水分，如果混入有害细菌，繁殖速度会非常快。

中西药合用有利有弊

中西药各有所长，相互配合使用，往往能取得较好疗效。西药治标，中药治本。人们常会选择一些中药和西药同服，以期望达到最佳治疗效果。如慢性肾炎患者用激素治疗，待水肿消退后，逐步撤去西药，换六味地黄丸、金匮肾气丸等中成药，则能消除蛋白尿，改善肾功能。可有些中西药合用不但不能增加疗效，反而会降低疗效，甚至出现严重毒害事件。中西药合用应注意以下禁忌：

1. 含有酸性成分的中成药，如保和丸、山楂丸、五味子丸及冰霜苏丸等，不宜与胃舒平、氨茶碱等同服，否则酸碱中和，会使药物失效。

2. 含有碱性成分的中成药，如痧气散、红灵散、行军散、通窍散等，若与链霉素、庆大霉素合用，对听觉神经的毒性会大大增强，可引起耳鸣、耳聋。另外，这些中成药也不宜与呋喃妥因合用，因为会减少机体对该药的吸收，以致降低疗效。

不要服用过期的药

3. 含有酒精的中成药，如风湿骨痛酒、国公酒等，不宜与苯巴比妥钠、安乃近、华法林和苯妥英钠等同用。因为药酒中的酒精能增强肝脏中药酶的活力，使这些西药的代谢速度加快，降低疗效。

4. 含有鞣质的中成药如感冒片、七厘散、舒痔丸等，不宜与乳酶生、四环素、红霉素、氯霉素及利福平等同服，因为鞣质会使这些西药产生沉淀，不易被机体吸收发挥作用。

5. 含有钙、镁、铁离子的中成药，如牛黄解毒片等，不宜与土霉素、四环素、强力霉素使用，否则会形成一种既难溶解又难吸收的化合物，使药效降低。

6. 患有心脏病与胃病的患者，若将地高辛与中成药胃病散同用，由于胃肠蠕动减慢，会使人体对地高辛的吸收增加，引起中毒。

此外，胃溃疡患者感冒时，不能将阿司匹林与人参、鹿茸、甘草同时服用。因为阿司匹林本身对胃黏膜就有刺激作用，而甘草、鹿茸、人参中均含有皮质样激素，能促进胃酸、胃蛋白酶的分泌增多，同时使胃液分泌减少，以致加剧病情。

第二节 疾病防治，安度晚年生活有质量

高血压

动脉血压高于正常叫做高血压。正常人的血压随年龄升高而升高，在不同生理情况下有一定波动。世界卫生组织最新规定成年人收缩压（高压）<18.66千帕（140毫米汞柱）、舒张压（低压）<12千帕（90毫米汞柱）为正常血压。收缩压≥18.66千帕（140毫米汞柱）、舒张压≥12千帕（90毫米汞柱）为高血压。如连续3次测血压（不在同一天内）都超过正常标准就可能患了高血压病。

高血压分为原发性与继发性两种。继发性高血压是指由某些明确疾病引起的，如急性或慢性肾炎引起的肾性高血压，只占高血压患者的5%～10%；原发性高血压占90%以上，其病因尚不完全明确，但与家族的遗传及吸烟、食盐过多等不良习惯和职业、性别、情绪等因素有关。

本病起病隐匿、病程进展缓慢，早期仅在精神紧张、情绪波动或过度劳累之后出现暂时和轻度的血压升高，去除原因或休息后可以恢复，称为波动性高血压。患者可出现头痛、头晕、头胀、耳鸣、眼

花、失眠、健忘、注意力不集中、胸闷、乏力、心悸等症状。长期的高血压易并发心、脑、肾的损害。

临床根据高血压的严重程度以及对心、脑、肾器官损害的程度，将本病分为轻、中、重三度或Ⅰ、Ⅱ、Ⅲ期。

轻度高血压（Ⅰ期）：血压在160毫米汞柱（21.28千帕）/95～105毫米汞柱（12.64～13.97千帕），临床上没有心、脑、肾并发症。

中度高血压（Ⅱ期）：血压在180毫米汞柱（23.94千帕）/105～115毫米汞柱（13.97～15.30千帕），伴有一项或一项以上（心、脑、肾）的损伤，但其功能尚可代偿。

重度高血压（Ⅲ期）：血压大于180毫米汞柱（23.94千帕）/150毫米汞柱（19.95千帕），伴有心、脑、肾一项或一项以上的损伤，且功能丧失。

● 中医验方

1. 肝阳上亢型 常见症状为头胀头痛，或见眩晕、急躁易怒、面红目赤、口干口苦、尿黄便结、舌红苔少黄、脉数有力。治疗此症需要平肝潜阳。方用天麻钩藤饮加减，天麻、杜仲、寄生、黄芩、益母草、山栀、朱茯神、夜交藤各10克，钩藤、川牛膝各12克，生石决明18克。

2. 肝肾阴虚型 常见症状为腰膝酸软、头晕耳鸣、目涩口干、盗汗便溏、舌红少苔、脉细数。治疗此症宜滋补肝肾。方用六味地黄丸加味，熟地24克，山药、山茱萸各12克，茯苓、丹皮、泽泻各9克；枸杞子、龟板各10克，炙甘草6克。

3. 痰浊中阻型 常见症状为头晕目眩、头胀如蒙、恶心呕吐、胸闷脘痞、纳食不佳、舌苔薄白，或白腻垢浊、脉弦滑或濡滑。治疗此症宜健脾化痰。方用半夏白术天麻汤加味，天麻、制半夏、白蒺藜、枳壳、陈皮各10克，炒白术、竹茹各12克，钩藤、茯苓各15克，炒薏苡仁20克，青木香6克。

● **艾灸疗法**

1. **取穴**：百会穴。

灸法：采用艾条雀啄灸，从远处向百会穴接近，当患者感觉烫为1壮，然后将艾条提起，再从远端向百会穴接近，同样患者感觉烫为1壮，如此反复10次为10壮。2壮之间应间隔片刻，以免起泡，隔日灸1次。

适用于虚型Ⅱ、Ⅲ期高血压症。

2. **取穴**：足三里、曲池穴；配穴：涌泉穴。

灸法：采用艾条温和灸法，每穴灸5～10分钟，每日或隔日1次，10次为1疗程。

① **百会** 在头部，当前发际正中直上5寸，或两耳尖连线中点处。

② **曲池** 在肘横纹外侧端，屈肘，当尺泽与肱骨外上髁连线中点。

③ **足三里** 在小腿前外侧，当犊鼻下3寸，距胫骨前缘一横指（中指）。

④ **涌泉** 在足底部，卷足时足前部凹陷处，约当第2、3趾趾缝纹头端与足跟连线的前1/3与后2/3交点上。

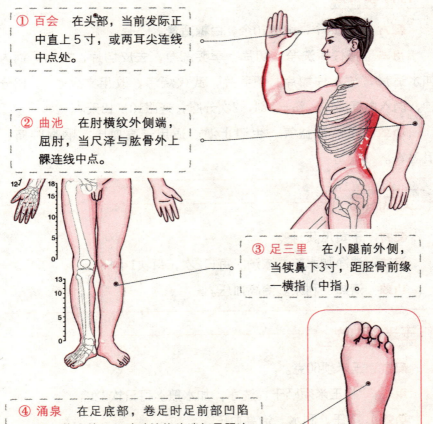

适用于各类高血压症。

● 膳食疗法

菊槐绿茶饮

配方 菊花、槐花、绿茶各3克。
用法 以沸水沏。待浓后频频饮用，平时可当茶饮。
功效 清热、散风。治高血压引起的头晕头痛。

柠檬荸荠汤

配方 柠檬1个，荸荠10个，白糖适量。
用法 将柠檬洗净，切片；荸荠洗净，去皮切片，备用。锅内加水适量，放入柠檬片、荸荠片，武火烧沸，改用文火煮5~10分钟，调入白糖即成。每日1剂，2次分服，连服10~15天。
功效 可清热益气、生津止渴。适用于高血压、咽喉肿痛、消渴等。

黄瓜藤汤

配方 干黄瓜藤1把。
用法 洗净加水煎成浓汤。每日2次，每次1小杯。
功效 清热、利尿。治高血压。

玉米须煎饮

配方：玉米须60克。
用法：将玉米须晒干，洗净，加水煎。每日饮3次。
功效：降压、利水。治高血压。

糖尿病

糖尿病是一种常见的代谢性内分泌疾病，是一种终身疾病，主要的表现为"三多一少"，即多饮、多尿、多食和体重减轻，并伴有疲乏、消瘦、虚弱、面容憔悴、精神不振、劳动力减弱、皮肤瘙痒、四肢酸痛、麻木、腰痛、性欲降低、阳痿不育、月经失调、便秘、视力障碍等症状。糖尿病晚期常出现严重并发症，如糖尿病酸中毒、昏迷、感染、心血管病变、肾脏病变、神经病变、眼病变等。

中医学将具有多饮、多食、多尿，久则身体消瘦或尿有甜味为主要症状的一类病症称为"消渴"。糖尿病属于中医消渴的范畴，现代中医学将糖尿病称为消渴病。此病的发病原因主要有先天禀赋不足、饮食失节、情志失调、劳欲过度、房室不节等。

● 中医验方

1. 阴虚燥热型

常见症状为口干目涩、烦渴多饮、尿频量多、多食易饥、疲乏消瘦、舌质红或绛、苔黄或薄黄少津、脉弦滑而数。治疗此症宜滋阴清热、生津止渴。方用二冬汤加减，生地30克，天冬、麦冬、知母各15克，沙参、石斛、天花粉各20克，葛根、乌梅各10克，黄连6克，水煎服，每日1剂。

2. 气阴两虚型

症状不典型或间断出现，但血糖、尿糖高于正常水平，常见症状为神疲乏力、头昏、耳鸣、失眠多汗、腰膝酸软、尿混浊如脂膏或起泡沫、面色憔悴或暗黑、四肢欠温，或食少短气，或阳痿畏寒、脉沉细无力、舌淡苔白而干。治疗此症宜益气养阴、补肾扶阳。方用黄芪牡蛎汤加减，黄芪、生牡蛎各30克，党参、熟地、山药、玄参、麦冬、地骨皮各20克，山茱萸、苍术各15克，五味子、葛根各10克，水煎服，每日1剂。

● **拔罐疗法**

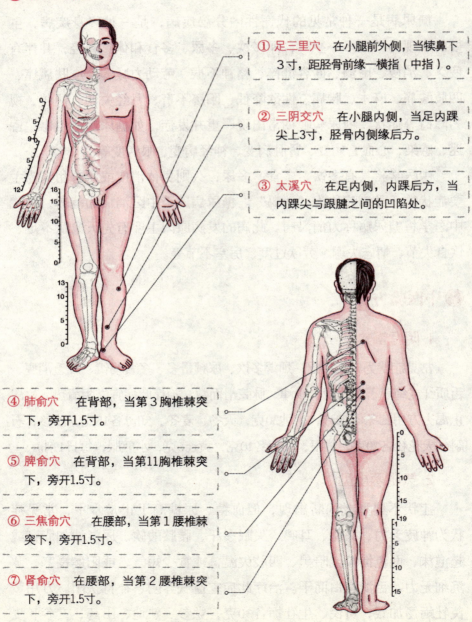

① 足三里穴　在小腿前外侧，当犊鼻下3寸，距胫骨前缘一横指（中指）。

② 三阴交穴　在小腿内侧，当足内踝尖上3寸，胫骨内侧缘后方。

③ 太溪穴　在足内侧，内踝后方，当内踝尖与跟腱之间的凹陷处。

④ 肺俞穴　在背部，当第3胸椎棘突下，旁开1.5寸。

⑤ 脾俞穴　在背部，当第11胸椎棘突下，旁开1.5寸。

⑥ 三焦俞穴　在腰部，当第1腰椎棘突下，旁开1.5寸。

⑦ 肾俞穴　在腰部，当第2腰椎棘突下，旁开1.5寸。

取穴：肺俞、脾俞、三焦俞、肾俞、足三里、三阴交、太溪穴。

方法：取上穴，采用单纯火罐法吸拔穴位，留罐10分钟，每日1次。或采用背部俞穴走罐，先在肺俞至肾俞段涂抹润滑剂，然后走罐至皮肤潮红或皮肤出现瘀点为止，隔日1次。

● 膳食疗法

·玉竹粥·

配方　玉竹20克，粳米100克，甜叶菊糖（不含糖）适量。

用法　玉竹洗净切片，加水煮汁去渣滓。粳米淘净，加玉竹汁及适量清水煮粥，将熟入糖，稍煮待溶即成。每日1次，连服5~6周。

功效　滋阴润肺，生津止渴。

·冬瓜籽麦冬汤·

配方　冬瓜籽30克，麦冬10~15克，黄连5克。

用法　水煎服。

功效　用治消渴饮水不止、小便频多之糖尿病患者。

·番薯叶冬瓜汤·

配方　番薯叶150克，冬瓜（连皮）200克。

用法　将番薯叶和冬瓜加水500毫升，煮至冬瓜酥烂。分1~2次服。

功效　适用于糖尿病。

·素炒南瓜丝·

配方　嫩南瓜500克，菜油100毫升，精盐5克，酱油15毫升，豆瓣各15克，泡海椒5克，葱白、水淀粉各10克。

用法　将嫩南瓜洗净，切成约5厘米长的丝，放入精盐2克，拌匀；泡海椒和葱白切成同样长的丝；豆瓣剁细。菜油下锅，烧至七成热，放入豆瓣烧香，再放入南瓜丝和泡海椒、葱白丝炒匀，放入精盐、酱油、水淀粉，收浓起锅即可。

功效 南瓜性温味甘，有补中益气、解毒杀虫、消炎止痛等功效。现代医学研究证实，南瓜中所含的成分可促进人体内胰岛素的分泌，改善糖尿病患者的症状。

● 生活注意

1. 避免情志过激和精神紧张，长期坚持劳逸结合。

2. 忌食辛辣热性食物，包括热性补药，如红参、鹿茸、附子、肉桂、胡椒、生姜、桂圆、鹿肉、狗肉等。饮食宜选低糖、高蛋白、低脂肪及高纤维食品。控制主食（如米、面、杂、粮及糖）的摄入量。可多食非糖类，如用豆制品和蔬菜来补充或用少吃多餐的办法加以解决。

3. 尽量不拔牙和不使皮肤受创伤；减少房事；不要过度限制食量，以免引发低血糖症状。

4. 为了避免脚部发生疾患，应将指甲剪短，穿大小适合的鞋子，对胼胝或趾甲朝内生长等脚部毛病，要做治疗。

5. 慎用药物，最好在医生指导下用药。

高脂血症

血脂是人体血浆内所含脂质的总称，是中老年人的一种常见病。其中包括胆固醇、甘油三酯、胆固醇脂、β-脂蛋白、磷脂、未脂化的脂酸等。当血清胆固醇超过正常值230毫克/100毫升，甘油三酯超过140毫克/100毫升，β-脂蛋白超过390毫克/100毫升以上时，即可称之为高脂血症。中医认为本病是因痰湿、湿浊及痰瘀所致，主要与肝、脾、肾三脏功能失调密切相关。

血脂异常的人一般不会有太多的感觉，除非当血液中的血脂水平比较高时，由于血液黏稠度增高而出现一些相关的症状，如头晕、视物模糊、胸闷、肢体麻木、肝区疼痛等。有些患者还会有以下表现：

肥胖： 肥胖的人不仅体内脂肪组织增加，而且血液中脂质也明显增加，尤其是甘油三酯、游离脂肪酸和胆固醇水平多高出正常。

黄色瘤： 一些患者眼睑周围出现黄色的瘤，这是血脂浓度异常增高，引起脂质异位沉积造成的。黄色瘤本身对健康没有明显的危害，但黄色瘤的出现提示患者，你的血脂水平已经很高了。

肌腱损伤： 患有家族性高胆固醇血症的患者常在肘、膝、踝、手指关节等部位的皮肤上出现脂质异位沉积。跟腱是脂质沉积的好发部位，严重的脂质侵润可使跟腱强度明显下降，轻度创伤就可引起撕裂，有时自发性跟腱撕裂是家族性高胆固醇血症的初发症状。

● 中医验方

1. 肝阳上亢型

脂血症患者多伴见高血压、动脉硬化者，临床见头昏头胀痛、耳鸣、面潮红、易怒、口苦、失眠多梦、便秘尿赤、舌红苔黄、脉弦数。治疗本证宜平肝潜阳。方用天麻钩藤饮加减，天麻12克，钩藤、石决明、益母草、夜交藤各20克，黄芩、山栀子各10克，桑寄生、茯苓、牛膝、何首乌、菊花、蔓荆子各15克。便秘者加大黄、芒硝；手足震颤加龙骨、牡蛎、珍珠母；肝火偏盛加龙胆草、丹皮。

2. 痰浊内蕴型

高脂血症患者见头重眩晕、胸闷恶心、时吐痰涎、倦怠、少食多寐，多见于肥胖型的高血压患者，舌苔白腻、脉弦滑。治疗本证宜祛痰化浊。方用半夏白术天麻汤，半夏、白术、生姜、代赭石各12克，天麻、陈皮、胆南星各10克，白芥子、石菖蒲、泽泻、茯苓、栝蒌各15克，甘草6克。若脘闷纳差者加白蔻仁、砂仁，痰热者加黄芩、竹茹、天竺黄等。

3. 肝胆湿热型

高脂血症患者伴见发热、口干烦渴、尿少便秘、头晕胀、血压偏高、时有心悸、浮肿、舌红苔黄腻、脉滑数。治疗本证宜清热利湿。方用龙胆泻肝汤加减，龙胆草12克，玉米须50克，栀子、黄芩各10克，泽泻、蔓荆子各18克，菊花、地龙、虎杖、车前子各15克，草决明、夏枯草各20克。

4. 心气虚寒型

高脂血症患者伴见胸痛胸闷、气短自汗、心悸、四肢厥冷、舌苔白、脉沉细，常见于冠心病曾经出现过心肌梗死的患者。治疗本证宜温经通阳。方用加味栝蒌薤白半夏汤，栝蒌、薤白、半夏、川芎、丹参、苏梗、酸枣仁各15克，当归10克，黄芪30克，桂枝、厚朴各12克，炙甘草8克。

5. 肾精不足型

高脂血症患者头晕伴小便频数、腰膝酸软、阳痿、舌淡苔白、脉沉细无力，多见于糖尿病患者。治疗本证宜温补肾阳、充养脑髓。方用河车大造丸加减，党参、茯苓、熟地、制首乌、杜仲、牛膝各15克，菟丝子、枸杞子各20克，肉桂8克，银杏叶18克，紫河车、山萸肉各12克，甘草6克。

● 拔罐疗法

取穴：肺俞、厥阴俞、心俞、督俞、曲池、合谷、郄门、间使、内关、通里、足三里、三阴交、公孙、太冲。

方法：取上穴，以单纯火罐法吸拔穴位，留罐10分钟，每日1次。

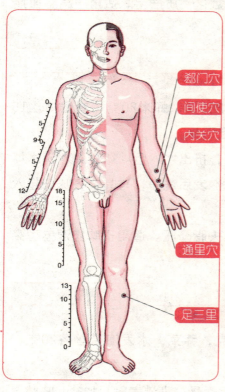
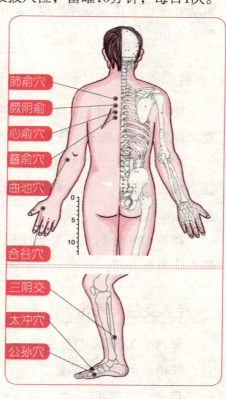

● 膳食疗法

冬菇豆腐

配方 豆腐200克，青豆100克，水发冬菇75克，酱油、料酒、白糖、味精、植物油、盐、鲜汤各适量，麻油少许。

用法 豆腐切方块，冬菇洗净，青豆煮熟。豆腐放入六成热油，两面煎至金黄，加酱油、料酒、白糖、味精、鲜汤，用文火烧入味后勾芡装盘。锅留底油，下冬菇、青豆煸炒，加料酒、味精、盐、鲜汤，入味后勾芡，淋少许麻油，置于豆腐中央即成。

功效 益气和中，生津润燥，清热解毒，抑制脂肪吸收，促进脂肪分解，阻止引起动脉硬化的过氧化物质产生。适用于高脂血症患者食用。

黄瓜拌豆芽

配方 黄瓜丝300克，绿豆芽250克，虾米20克，鸡蛋清丝15克，蒜泥、盐、味精、食醋、麻油各适量。

用法 将黄瓜丝加盐稍腌一下，挤出水入盘。绿豆芽入沸水焯透，捞出沥干，入盘。虾米用沸水泡发后洗净，与其余各味一起入盘拌匀即可。

功效 清热利水，补虚化痰，去脂降压。适用于脾虚湿盛型高脂血症患者食用。

芹菜茭白拌海带

配方 芹菜段、茭白片各30克，荠菜、水发海带丝各20克，盐、味精、色拉油各适量。

用法 将前4味一同下锅，加水适量，煮沸煮熟，加盐、味精、色拉油调味即可。

功效 清热平肝，去烦润肠，去脂降压。适用于肝火炽盛型高脂血症患者食用。

三鲜冬瓜

配方 冬瓜500克，鸡汁250毫升，熟火腿30克，冬笋25克，蘑菇25克，葱花、精盐、味精、胡椒粉、水淀粉、香油、植物油各适量。

用法 将冬瓜切成方块,入沸水焯至刚熟捞起;熟火腿、冬笋、蘑菇分别切薄片。炒锅中放入植物油烧至七成热,放入冬瓜、火腿、冬笋、蘑菇煸炒片刻,加入鸡汁、精盐、胡椒粉、味精烧至入味,用水淀粉勾芡,撒入葱花,淋上香油即可。

功效 消脂解腻,减肥强肌。适用于高脂血症、营养性肥胖患者食用。

冠心病

冠心病是冠状动脉粥样硬化性心脏病的简称。冠心病是一种40岁以后较为多见的心脏病。中老年人由于生理机能的逐渐衰退,如果对钙质摄取不足,会导致钙质从骨组织中大量释出,这一方面会造成骨质疏松,另一方面会使骨组织中的胆固醇等物质大量释出并沉淀或附着在血管壁上,加重血管硬化,从而影响人体血液循环。冠状动脉是供应心脏血液的血管,如果在此血管的内膜下有脂肪浸润堆积就会使管腔狭窄,堆积越多狭窄就越严重,如此限制了血管内血液的流量。血液是携带氧气的,如心脏需氧增多或血液减少到一定程度,就会使心肌缺乏氧气,不能正常工作。

本病相当于中医学"胸痹"、"胸痛"、"真心痛"、"厥心痛"等范畴。由于冠状动脉病变部位、范围和程度的不同,冠心病可分为5种类型:隐性或无症状性冠心病、心绞痛、心肌梗塞、心肌硬化、猝死。下面主要介绍心绞痛和心肌梗塞两种常见病症的治疗及防治。

● 中医验方

1. 心阳亏虚型胸痹

常见症状为心痛心悸、遇冷病甚、神疲气短、四肢不温、舌淡胖、脉沉迟，治疗此证宜补气温阳。方用人参汤加味，核桃仁25克，人参6克，生姜3片，冰糖少许。将核桃仁、人参、生姜共入沙锅中，加水适量，煎汁1碗。去生姜，加入冰糖稍炖即成。每日1剂，临睡前温服，连用3～5日为一个疗程。

2. 心阴不足型胸痹

常见症状为心痛、头晕、心烦失眠、口干盗汗、舌红少津、脉细数，治疗此证宜滋阴养心。方用天王补心丹加减，人参15克，五味子、当归（酒洗）、天冬（去心）、麦冬（去心）、柏子仁、酸枣仁（炒）、玄参、白茯神（去皮）、丹参、桔梗（去芦）、远志（去心）各15克，黄连（去毛，酒炒）60克，生地黄（酒洗）120克，石菖蒲30克。上为细末，炼蜜为丸，如梧桐子大，朱砂为衣。每服30丸，临卧时用灯心、竹叶煎汤送下。

3. 心气不足型胸痹

常见症状为心痛伴胸闷气短、心悸乏力、舌淡脉细缓，治疗此证宜养心益气通脉。方用保元汤加味，人参3克，黄芪9克，甘草2克，肉桂1.5～2克，上药用水300毫升，加生姜1片，煎至150毫升。不拘时服。

4. 寒凝心脉型胸痹

常见症状为心痛如绞、遇冷则疼痛加重，甚则伴有手足不温、冷汗出、心悸气短、心痛彻背、苔白脉紧，治疗此证宜通阳散寒、活血通脉。方用当归四逆汤加味，当归12克，桂枝、芍药各9克，细辛3克，通草、炙甘草各6克，大枣8枚，上7味以水8升，煮取3升，去滓。温服1升，日3服。

5. 瘀血痹阻型胸痹

常见症状为心痛如刺、痛有定处、舌暗红有瘀斑、苔薄、脉弦涩或结代，治疗此证宜活血化瘀、通脉止痛。方用血府逐瘀汤加减，当归、牛膝、红花、生地各9克，甘草、枳壳、赤芍各6克，柴胡3克，桃仁12克，桔梗、川芎各4.5克，水煎服用，每日1剂。

6. 痰浊闭阻型胸痹

常见症状为心痛胸闷、咳痰黏稠、纳少倦怠、苔白腻脉滑，治疗此证宜理气化痰。方用二陈汤加味，半夏、橘红各15克，白茯苓9克，炙甘草4.5克，乌梅1个，加生姜7片，水煎温服。

● 拔罐疗法

取穴：天突、膻中、巨阙、中脘、曲泽、内关、神门、足三里、大杼、厥阴俞、心俞、膈俞、肝俞。

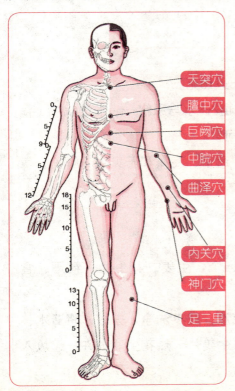
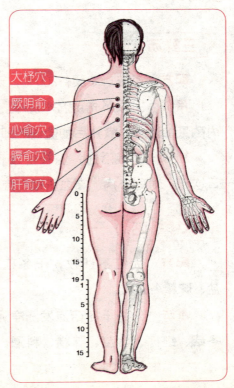

方法：

1. 用闪火法将罐吸附于厥阴俞、心俞、内关、神门或用抽气罐法。

2. 沿足太阳膀胱经的大杼至膈俞、任脉的天突至巨阙、手厥阴心包经的曲泽至内关来回走罐。

3. 取膻中、心俞、厥阴俞、中脘、足三里、内关，涂敷药膏（由川芎、红花、延胡索、冰片、麝香、硝酸甘油共研细末调糊后，用闪火法拔罐。

> **提示**
>
> 拔罐对缓解和减少心绞痛发作次数有一定疗效，但频发、加重或心肌梗死时应及时去医院治疗。

● 膳食疗法

三鲜汤

配方 海带、海藻各200克，干贝10克。

用法 将原料先用温水洗净。用2碗水与原料一起放进锅中（锅内酌量加油），煮熟后加盐调味即可。

功效 益气活血，滋补生津。海带、海藻和干贝滋味鲜美，每日饮用，对冠心病、高血压很有疗效。

大枣冬菇汤

配方 大红枣15枚，干冬菇15个，生姜、花生油、料酒、食盐、味精各适量。

用法 先将干冬菇泡发洗净泥沙；红枣洗净，去核；将清水、冬菇、红枣、食盐、味精、料酒、生姜片、热花生油少许一起放入蒸碗内，盖严，上笼蒸60~90分钟，出笼即成。

功效 益气，活血。适用于高血压、冠心病等虚证。

首乌山甲汤

配方 何首乌、黑豆各50克，穿山甲肉250克，精盐、调味品各适量。

用法 将穿山甲肉切碎，何首乌、黑豆洗净，共放沙锅内加清水约500毫升，文火烧煮90分钟，至黑豆熟烂后加入精盐、调料调味即可。吃时连汤带肉一同吃下，亦可佐餐。

功效 扶正祛邪，活血化瘀。适宜于冠心病、动脉硬化症等疾病的辅助食疗。一般月余即见成效。

绿豆粥

配方 绿豆适量，北粳米100克。

用法 先将绿豆洗净，以温水浸泡2小时，然后与粳米同入沙锅中，加水1000毫升，煮至豆烂米开汤稠。每日2~3次顿服，夏季可当冷饮频食之。

功效 清热解毒，解暑止渴，消肿，降脂。可预防动脉硬化。适用于冠心病、中暑、暑热烦渴、疮毒疖肿、食物中毒等。

肩周炎

肩周炎是肩关节周围炎的简称。其发病年龄多在50岁左右，又有"五十肩"之称，也称"漏肩风"。它是以肩部酸痛和运动功能障碍为主要特征的常见病。其发生多见于肩部有扭伤、挫伤史，以及慢性肩部损伤者，或因肩部常受风寒者。患者肩关节僵硬，活动困难，好像冻结在一起一样，因此又叫做"肩凝"、"冻结肩"。

　　肩周炎为慢性疾病，发病过程较长，一般在数月或一两年，其临床症状为肩部疼痛、僵硬、沉重、困倦，严重时，手臂不能活动，生活无法自理。本病与肩部负重过度，肩关节活动过频、过剧或过少，牵拉过强或突然扭转以及与外物直接撞击亦有密切关系。损伤后，局部瘀血肿痛，运动受限。若治疗不及时，就会形成组织粘连。有粘连的肩关节，若再做过重劳动就会重复损伤，如此恶性循环，病情逐日加重，形成广泛的粘连。若再感受风寒，就会出现感觉和运动的严重障碍。

● 中医验方

1. 风寒侵袭

　　常见症状为肩部疼痛较轻、病程较短、疼痛局限于肩部、多为钝痛或隐痛，或有麻木感，不影响上肢活动，局部发凉，得暖或抚摩则痛减，舌苔白，脉浮或紧，多为肩周炎早期。体虚之人，肌肤卫阳不固，复因汗出当风，风寒乘虚袭于肌肤经络，痹阻于肩部，使肩部气血运行不利，不通则痛，故见肩部疼痛，局部发凉，因病程短，风寒仅袭肌表，故其痛较轻。苔白脉浮或紧均为寒邪在肌表之证。治疗此证宜祛风散寒、通络止痛。方用蠲痹汤加减，羌活、独活、桂枝、秦艽、桑枝、当归、川芎、木香、乳香各10克，海风藤15克，炙甘草3克。寒胜者加制川乌、细辛；风胜者，重用羌活，再加防风。

2. 寒湿凝滞

　　常见症状为肩部及周围筋肉疼痛剧烈或向远端放射，昼轻夜甚，病程较长，因痛而不能举肩，肩部感寒冷、麻木、沉重、畏寒，得暖稍减；舌淡胖、苔白腻、脉弦滑。年老肝肾亏虚，正气不足，或因冒雨涉水，睡眠不当，外界寒湿之邪侵及，滞留局部，日久寒湿内结，致使局部经脉闭阻，故见局部疼痛、麻木；寒凝邪实，故疼痛剧烈，畏寒；湿性重者，故有沉重感，得温则痛稍减。舌淡胖、苔白腻、脉弦滑均为寒湿之证。治疗此证宜散寒除湿、化瘀通络。方用乌头汤加减，麻黄、羌活各10克，制川乌（先煎）6克，白芍15克，黄芪30克，全蝎12克，细辛、炙甘草各3克。

3. 瘀血阻络

常见症状为外伤后或久病肩痛、痛有定处、局部疼痛剧烈，呈针刺样、拒按、肩活动受限。或局部肿胀、皮色紫暗、舌质紫暗、脉弦涩。外伤内挫，局部经络损伤，气血逆乱；或久痛入络，血脉瘀阻，故见局部疼痛剧烈，呈针刺样且有定处，拒按，或肿胀。皮色紫暗、舌质紫暗、脉弦涩均为血瘀之证。治疗此证宜活血化瘀、通络止痛。方用活络效灵丹与桃红四物汤合并加减，丹参、乳香、鸡血藤、没药各15克，当归、桃仁、红花、熟地黄、川芎、桂枝、白芍各10克，桑枝20克。

4. 气血亏虚

常见症状为肩部酸痛麻木、肢体软弱无力、肌肤不泽、神疲乏力，或局部肌肉挛缩、肩峰突起、舌质淡、脉细弱无力、久病体弱、气血亏虚、外邪乘虚侵袭、闭阻经络、肩部筋脉失于荣养，故见肩酸痛麻木、肢软乏力、肌肤不泽、肌肉萎缩、神疲乏力、舌淡、脉细弱无力均为气血亏虚之证。治疗此证宜益气养血、祛风通络。方用秦桂四物汤，或用本方加味，秦艽、桂枝、川芎各10克，当归、白芍、生地黄各12克，黄芪15克。寒甚加羌活、独活、制附子；湿甚加薏苡仁、海桐皮；筋缩不利加木瓜、鸡血藤、忍冬藤；痛甚加全蝎。

● 按摩疗法

取穴： 肩井、肩髃、天宗、云门、中府穴。

方法： 按压肩井、肩髃、天宗穴各50次，力度以酸胀为宜；按揉云门、中府穴各50～100次，力度轻缓、平稳。

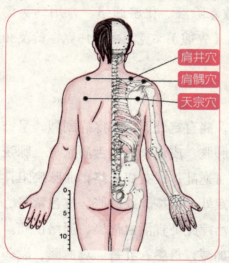
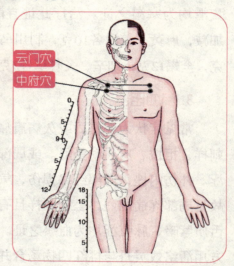

● 膳食疗法

当归血藤鸡蛋汤

配方 全当归、鸡血藤各15克，木香、陈皮、赤芍各10克，桑枝20克，鸡蛋1枚。

用法 将鸡蛋与诸药同煮，待蛋熟后去壳再煮5～10分钟，食蛋饮汤，每日3次，每次1个，连服5～7日。

功效 治疗肩周炎。

归参羊肉汤

配方 当归、党参、川芎、白芍各10克，桑枝、羌活各15克，甘草5克、羊肉500克，调料适量。

用法 将羊肉洗净切块，诸药布包，加水同炖至羊肉熟后，去药包，再加食盐、味精、葱、姜、辣等调味，煮沸服食。

功效 治疗肩周炎。

莲党杞子粥

配方 莲子、生党参、粳米各50克，枸杞子15克，冰糖适量。

用法 莲子用温水浸泡，剥去皮，粳米、生党参、枸杞淘洗净，全部原料放锅中，加水适量，用武火烧沸，改文火煮熟，加入冰糖融化即可。

功效 治疗肩周炎。

风湿性关节炎

风、湿、热侵犯关节引起的炎症称风湿性关节炎，它是一种反复发作的全身胶原组织病变，常发生于寒冷潮湿地区，好发于冬、春两季，女性多于男性。

临床以关节疼痛（以双膝关节和双肘关节为主）、麻木、酸楚、活动障碍等为主要症状，常因气候变化、寒冷刺激、劳累过度等为诱因而发作。发作时患部疼痛剧烈，有灼热感或自觉烧灼而扪之不热。一般症状固定在某一关节的时间为12～72小时，持续时间最多不超过3周。有时几个关节同时发病，呈游走性，即原来侵及的关节、症状消退后，其他关节又迅速地被波及，此起彼伏，反复发生。

此病在中医学上称为"痹症"，认为是由于机体阳气不足，身体的防御系统难以抵御外敌，以及外部的风、寒、湿三种邪气共同作用于人体，从而侵犯关节形成。

● 中医验方

1. 风寒湿型

常见症状为关节肿痛、游走不定或痛有定处、遇寒加重、得热则减、关节屈伸不利或局部发凉、四肢关节深重、局部肌肤麻木不仁、全身畏寒怕冷、大便溏薄、小便清长、舌淡、苔白腻、脉象沉紧或沉缓。治疗此证宜祛风除湿、散寒通络。方用麻辛附子汤加减，麻黄6克，附子9克，细辛3克，水煎温服。

2. 风湿热型

起病较急，常见症状为关节肿胀、疼痛剧烈、局部灼热发红、手不可近、活动受限，兼有发热口渴、烦闷不安、喜冷恶热、小便短赤、舌质偏红、舌苔白干或黄糙、脉滑数或濡数。治疗此证宜清热祛风、除湿通络。方用桂枝芍药知母汤加减，桂枝、知母、防风各25克，芍药18.5克，甘草、麻黄、附子、生姜各12.5克，白术30克，水煎两遍合一，分次服。

3. 气血两虚型

常见症状为关节疼痛、肿胀变形、行握俱艰、面色白、心悸乏力、身疲困倦、舌体胖大、舌质淡、苔薄白、脉沉细弦紧。治疗此证宜益气补血、散寒除湿通络。方用当归补血汤加减，当归、熟地黄各1.8克，川芎、牛膝、白芍药、炙甘草、白术、防风各1.5克，生地、天门冬各1.2克，上药用水300毫升，煎至150毫升，去滓，稍热服。

4. 脾肾阳虚型

常见症状为关节肿痛、长期反复难愈、病变骨节僵硬、活动受限、屈伸不利、疼痛悠悠、同时见面色淡白、肌肉瘦削、神倦乏力、纳食减少、畏寒、腰腿酸软、大便溏薄、小便清长、夜尿频、舌质淡、苔薄白、脉象沉细弱。治疗此证宜温阳益气、疏经通络。方用真武汤加减，茯苓、芍药、生姜各9克，白术6克，附子（炮去皮）一枚，上5味，以水8升煮取3升，去滓，温服7合，日3服。

5. 肝肾阴虚型

常见症状为关节疼痛难愈或拘挛不利，局部常有轻度灼热红肿，疼痛多以夜间为明显，同时伴有形体羸瘦、头晕目眩、耳鸣咽干、心烦少寐、手足心热、腰膝酸软、舌质红、少苔或无苔、脉象细数。治疗此证宜滋养肝肾、和血通络。方用青娥丸加减，杜仲（盐炒）480克，补骨脂（盐炒）240克，核桃仁（炒）150克，大蒜120克，以上四味，将大蒜蒸熟，干燥，与杜仲、补骨脂粉碎成细粉，过筛，再将核桃仁捣烂，与上述粉末掺研，过筛，混匀。每100克粉末加炼蜜20～30克，加适量的水泛丸，干燥，制成水蜜丸；或加炼蜜50～70克制成大蜜丸即得。口服，水蜜丸每次6～9克，大蜜丸每次1丸，每日2～3次。

6. 痰瘀交阻型

痹证历时较长，常见症状为关节强直、关节周围呈黯黑，疼痛剧烈、筋腱僵硬、肌肉萎缩，或见关节畸形，或出现皮下结节、全身情况较差、舌质紫暗有瘀斑、脉来濡涩。治疗此证宜活血化瘀、祛痰通络。方用桃红四物汤加减，当归9克，川芎6克，熟地12克，炒白芍10克，红枣5颗切开，红糖少许。加水煮沸后，再煮15分钟即可，一天饮用2次。

● 按摩疗法

取穴：背部：肝俞、脾俞、肾俞；胸腹部：中脘、天枢、大巨。

方法：按压背部的肝俞、脾俞、肾俞和胸腹部的中脘、天枢、大巨穴各30～50次，力度适中，以产生酸胀感为宜。

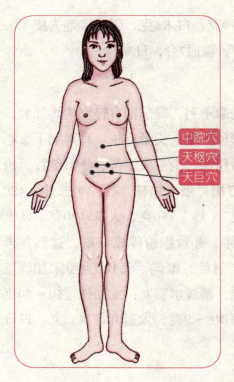 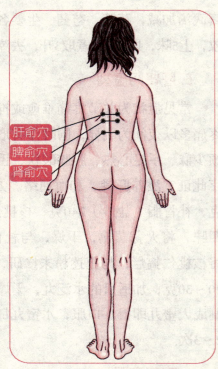

中脘穴 天枢穴 天巨穴 肝俞穴 脾俞穴 肾俞穴

● 膳食疗法

姜糖薏仁粥

配方 薏苡仁50克，糖30克，干姜9克。

用法 先将薏苡仁、干姜加水煮烂成粥，入白糖调味食服。每日1次，连服1个月。

功效 本方散寒除湿，通络止痛。适用于类风湿关节炎，属风寒湿痹、肢体关节疼痛较剧、得热痛减、关节屈伸不利、肌肤麻木不仁、四肢小关节变形者。

清炖龙虎凤

配方 鲜蛇壳1条（约300克），猫肉、鸡肉各100克，荸荠5

个，调料适量。

用法 将全部材料放入炖盅内，炖至猫肉、鸡肉、蛇壳熟烂，去掉蛇壳、鸡骨、猫骨、姜片，撇去油沫，调入味料，拌匀即成。

功效 本方除湿祛风，通经活络。适用于类风湿关节炎，属风寒湿痹型、肢体关节疼痛、变形、屈伸不利，或关节肿胀、疼痛游走不定、遇气候改变易复发者。

鸡脚防己汤

配方 鸡爪8只，防己12克，黑豆100克。

用法 将鸡脚洗净，黑豆泡软，一同放入沙锅，加水文火炖煮1小时。取出鸡爪，放入防己继续文火煮30分钟，调味饮用。

功效 可祛风祛湿、利水消肿。适用于风湿性关节炎。

独活乌豆汤

配方 独活12克，乌豆60克，米酒适量。

用法 将乌豆泡软，与独活同置沙锅中，加水2000毫升，文火煎煮至500毫升，去渣、取汁，对入米酒，每日分2次温服。

功效 可祛风湿、通络止痛。适用于风湿性关节炎、腰膝疼痛。

慢性支气管炎

慢性支气管炎是气管、支气管黏膜及其周围组织的慢性非特异性炎症，老年人发病较多，故有"老慢支"之称。慢性支气管炎多在冬季发作，春暖后缓解，晚期炎症加重，长年发作，不分季节，并可合并肺气肿、肺源性心脏病等严重并发症。慢性支气管炎多由急性支气管炎、流感或肺炎等急性呼吸道感染转变而来。另外，慢性支气管炎与大气污染、吸烟、感染及过敏有关。

慢性支气管炎的主要症状是长期咳嗽、咳痰、气喘。咳嗽呈长期、反复发作，并逐渐加重。轻的仅轻微咳嗽，有少量黏痰，多在秋冬气候骤变或急性上呼吸道感染时发作。反复感染则咳嗽越来越重，痰液增多。咳痰以早晨和夜间最重，咳痰是主要症状之一，痰量多少不一，一般为白色泡沫状或黏液痰，伴急性感染时变成脓性痰，痰量也加多。咳嗽剧烈时可痰中带血丝。气喘也是慢性支气管炎患者经常出现的症状，特别是伴有支气管狭窄和支气管痉挛时更易出现，常伴有哮鸣。

● 中医验方

1. 痰热壅肺型

常见症状为咳嗽咯痰，甚至喘急而面赤、痰黄而稠、咯吐不利、胸闷口干，甚至发热、汗出、舌红、苔黄或黄腻、脉弦滑数。治疗此证宜清热肃肺、化痰定喘。方用麻杏石甘汤加味，炙麻黄6克，杏仁、浙贝母、桃仁、炒黄芩各10克，甘草9克，瓜子12克，鱼腥草20克，栝蒌、生石膏（先下）各30克，石韦15～30克。水煎温服，每日1剂。

2. 寒痰郁肺型

常见症状为咳喘胸闷、痰多稀白，甚至喘息不得卧、口不渴、苔薄白或白腻、脉弦紧。治疗此证宜散寒宣肺、止咳化痰。方用小青龙汤加减，炙麻黄、桂枝、橘红各9克，白芍、杏仁、制半夏、白芥子各10克，细辛3克，五味子、甘草各6克，干姜5克。水煎温服，每日1剂。

3. 痰浊阻肺型

常见症状为咳嗽气喘、痰多色白、质稀或黏、咯吐不利、胸中满闷、恶心、舌苔白腻、脉滑。治疗此证宜化痰降气，止咳定喘。方用三子养亲汤合二陈汤，苏子、茯苓各15克，莱菔子20克，白芥子、陈皮、半夏、制南星各10克，枳壳、厚朴各12克。水煎温服，每日1剂。

4. 脾肺气虚型

常见症状为喘促短气、神疲乏力、咳痰稀白、自汗畏风、纳少便溏、常易感冒、舌体胖、边有牙痕、舌苔薄白、脉细弱。治疗此证宜健脾益气、补土生金。方用补肺汤加减，黄芪15克，党参、白术、橘红、山药各10克，五味子6克，茯苓90克。水煎温服，每日1剂。

5. 肺肾阴虚型

常见症状为干咳无痰或少痰、痰稠不易咯出、动则气短、口干咽燥、五心烦热、腰膝酸软、舌红少苔、脉沉细或细数。治疗此证宜养阴润肺、止咳化痰。方用百合固金汤加减，百合15克，生地黄、熟地黄、贝母、麦冬、当归、白芍、地骨皮各10克，炙紫菀、栝蒌皮各12克，玄参15～30克。水煎温服，每日1剂。

● 按摩疗法

取穴：背部：肺俞、厥阴俞、心俞、肾俞、志室；胸部：中府、膻中、巨阙、肓俞；上下肢部：侠白、孔最、太渊、阴陵泉、三阴交。

方法：按压肺俞、厥阴俞、心俞、肾俞、志室各30～50次，力度以酸痛为佳；揉按中府、膻中、巨阙、肓俞各50次，力度轻柔；揉捏侠白、孔最、太渊、阴陵泉、三阴交各50～100次，力度稍重，以胀痛为宜。肺俞穴是呼吸系统疾病的特效穴，尤其是对支气管气喘、慢性支气管炎所引起的咳嗽、吐血、胸部痛很有效；中府是治疗气喘、呼吸困难的特效穴，对咳嗽也有效；侠白穴位于肺部，对胸闷、咳嗽、痰、心悸、气虚等很有效。以上穴位可反复按揉，多按摩几次。

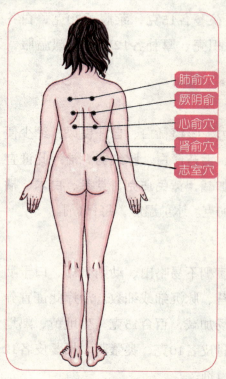

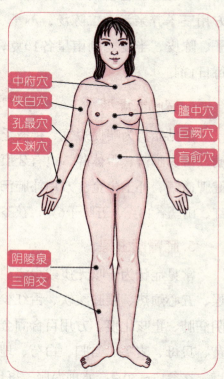

● 膳食疗法

花生衣汤

配方　花生仁红衣60克，糖适量。
用法　加水文火煎约10小时，滤去衣，加糖。分2次服。
功效　用治慢性支气管炎。

蚌花叶汤

配方　蚌花叶（即剑麻叶）15克，木蝴蝶3克。

用法 水煎服。

功效 用治慢性支气管炎。

玉兰露

配方 玉兰叶、花、蕾共500克。

用法 将玉兰叶、花、蕾加水1 000毫升，经2次蒸馏，取回蒸馏液250毫升。浓度为1∶4即玉兰露。每日服1次，每次20毫升。

功效 用治慢性支气管炎。

车前子粥

配方 车前子1～30克，粳米100克。

用法 将车前子用布包好后煎汁，再将粳米入车前子煎汁中同煮为粥，每日早晚温热食。

功效 可以利水消肿、养肝明目、祛痰止咳，适用于老人慢性支气管炎及高血压、尿道炎、膀胱炎等。

便秘

中医学认为，便秘系大肠传导功能失常所致，但常与脾、胃、肺、肝肾等脏腑功能失调有关。外感寒热之邪、内伤饮食情志、阴阳气血不足等皆可形成便秘。概括说来，便秘的直接原因不外乎热、气、冷、虚四种，胃肠积热者发为热秘，气机郁滞者发为气秘，阴寒积滞者发为冷秘，气血阴阳不足发为虚秘。

1. 热秘 此种便秘患者常常伴有大便干结、小便黄、面红身热或微热、口干、口臭、心烦、舌红苔黄等症状。

2. 气秘 气秘是指由于气机郁滞，通降失职，使糟粕内停、不能下行所致的便秘。气秘多发于忧愁、思虑过度、情志不畅或久坐不动的人。此种便秘患者常常伴有排便困难、大便干结或不干、频有胃气上犯喉间、舌苔薄腻等症状。

3. 气虚型便秘 此种便秘患者多伴有气短、乏力、多汗、舌淡、苔薄等症状。

4. 血虚型便秘 此种便秘患者多伴有心悸健忘、头晕目眩、面色淡白、舌淡、苔薄等症状。

5. 阴虚型便秘 此种便秘患者大便干结如羊屎状，多伴有形体消瘦、眩晕耳鸣、腰膝酸软、心悸怔忡等症状。

6. 冷秘 此种便秘患者多伴有大便干或不干但排出困难、小便清长、四肢不温、喜热怕冷、腹中冷痛、腰脊酸痛、舌淡、苔白等症状。

● 中药疗法

1. 热秘

热秘在治疗上应以清热润肠为主，可选用麻子仁丸治疗。常用方药为：麻子仁、大黄各500克，芍药、枳实、厚朴、杏仁各250克。将上药一起研成细末，用适量炼制过的蜂蜜和成9克大小的蜜丸，一次服1丸，每日服2次。

2. 气秘

气秘在治疗上应以顺气导滞为主。可选用六磨汤治疗。常规方药为：乌药、木香、枳实、槟榔、大黄各10克，沉香1克。将乌药、木香、枳实、槟榔加水煎煮20分钟，再加入大黄，稍加煎煮后取汁，将沉香放入煎汁中即可，每日分2次服下。

3. 气虚型便秘

气虚型便秘在治疗上应以补气健脾为主，可选用黄芪汤治疗。常规方药为：黄芪15克，白蜜30克，麻仁20克，陈皮10克。将黄芪、麻仁、陈皮加水煎煮后取汁，加入白蜜后即可，每日分2次服下。

4. 血虚型便秘

血虚型便秘在治疗上应以养血润燥为主，可选用润肠丸治疗。常规方药为：大黄、当归、羌活各15克，桃仁30克，麻仁35克。将上药一起研成细末，用适量炼制过的蜂蜜调和成12克大小的蜜丸，每天于空腹时服1丸，每日服2次。

5. 阴虚型便秘

阴虚型便秘在治疗上应以滋阴补肾为主，可选用六味地黄丸治疗，一次服1丸，一日服2次。也可选用增液口服液，口服，一次20毫升，一日3次，或遵医嘱。

6. 冷秘

冷秘在治疗上应以温润通便为主，可选用济州煎治疗。常规方药为：肉苁蓉、当归各15克，牛膝、泽泻、枳壳、升麻各10克。将上药加水煎煮后取汁，每日1剂，分2次服下。

● 拔罐疗法

取穴：天枢、支沟、上巨虚、脾俞、胃俞、大肠俞。

方法：患者首先取仰卧位，选择大小合适的拔罐，将罐拔在腹面所选的穴位上，留罐10～15分钟。然后患者取俯卧位，采用同样的方法在背面所选的穴位上进行治疗。每周2～3次。10次为1个疗程，疗程间休息1周。

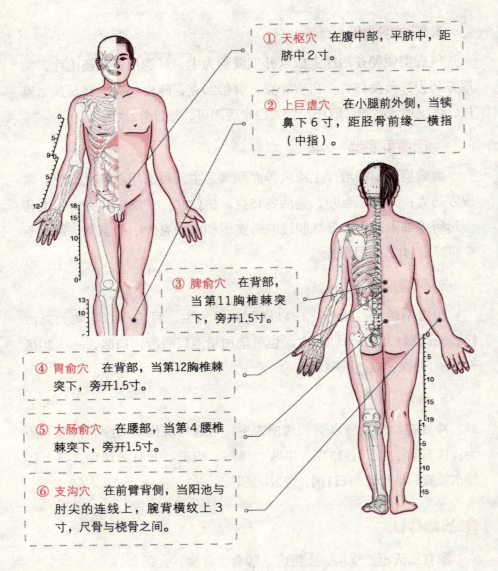

① 天枢穴 在腹中部，平脐中，距脐中2寸。

② 上巨虚穴 在小腿前外侧，当犊鼻下6寸，距胫骨前缘一横指（中指）。

③ 脾俞穴 在背部，当第11胸椎棘突下，旁开1.5寸。

④ 胃俞穴 在背部，当第12胸椎棘突下，旁开1.5寸。

⑤ 大肠俞穴 在腰部，当第4腰椎棘突下，旁开1.5寸。

⑥ 支沟穴 在前臂背侧，当阳池与肘尖的连线上，腕背横纹上3寸，尺骨与桡骨之间。

● 膳食疗法

番泻鸡蛋汤

配方 番泻叶5~10克，鸡蛋1个，菠菜少许，食盐、味精各适量。

用法 鸡蛋磕入碗中搅散备用。番泻叶水煎，去渣留汁，倒入鸡蛋，加菠菜、食盐、味精，煮沸即成。

功效 番泻叶甘苦寒，泻下导滞，清导实热；鸡蛋甘平，益气养血；菠菜甘凉，润燥通便。本方是治疗实热型便秘的食疗良方。

胡萝卜拌菜心

原料 白菜心500克，胡萝卜100克，芝麻酱、白糖、香油、米醋各适量。

做法 白菜心、胡萝卜分别洗净，切成细丝，放入小盆内备用。将芝麻酱加香油调开，浇在菜丝上，再撒上白糖，食前酌加米醋拌匀即成。

功效 本品可清热利水、润肠通便。此方可经常食用，对便秘有很好的疗效。

鲜笋拌芹菜

原料 鲜嫩竹笋、芹菜各100克，熟食油、食盐、味精各适量。

做法 竹笋煮熟切片。芹菜洗净切段，用开水略焯，控尽水与竹笋片相合，加入适量熟食油、食盐、味精，拌匀即可食之。

功效 本品有清热通便之功效。适用于燥热不甚之便秘，也可佐餐服食。

百合冬瓜汤

原料 鲜百合30克，冬瓜肉120克，鸡蛋1个，姜丝、葱末各适量。

做法 将百合去杂洗净，撕成小片；冬瓜肉洗净，切片；鸡蛋打入碗内，搅拌均匀，备用。锅内加水适量，放入百合、冬瓜片、姜丝、葱末，武火烧沸，改用文火煮10分钟，对入鸡蛋汁，调入精盐、味精、香油即成。每日1～2剂，连服7～10天。

功效 本品有清热解毒、利水消痰、清心安神之功。适用于各种便秘，对大肠积热之便秘效果尤佳。

芝麻拌菠菜

原料 菠菜500克，熟芝麻仁25克，香油、盐、味精各适量。

做法 菠菜切去根，掐去老叶，用水洗净。锅置火上，倒入水，烧开，下入菠菜略烫一下，捞出，用凉开水浸凉，沥干水分。将菠菜切成4厘米长的段，放入盘内，加入精盐、味精、香油，撒上芝麻，拌匀即成。每日1剂，连服5天。

功效 本品对病后便秘、老年肠燥便秘有很好的疗效。

慢性胃炎

慢性胃炎临床表现为上腹部慢性疼痛、消化不良、食欲不振、恶心、呕吐、泛酸、饱胀、嗳气、纳差、大便不调，胃镜检查胃黏膜充血、水肿、糜烂、变薄。本病从病理表现可分为浅表性胃炎、慢性萎缩性胃炎、糜烂性胃炎和肥厚性胃炎四种，第一种为多见。

慢性胃炎属中医胃脘痛、痞满等症范畴。中医认为由气滞、脾虚、血瘀等诸邪阻滞于胃或胃络失养所致。该病以胃黏膜的非特异性慢性炎症为主要病理表现，病因可能除急性病外，还与胃粘膜受理化因素、细菌或毒素反复刺激和直接损害有关，其中尤以青壮年男性为多。

慢性胃炎病程缓慢，多数患者有不同程度的消化不良、食欲不振、上腹部胀痛，进食后明显。胆汁返流性胃炎有持续性疼痛。还有的患者出现恶心、呕吐、呕血、大便呈黑色等，还可有贫血、消瘦、舌炎、舌萎缩、腹泻等症状。

● 中医验方

1. 胃阴不足型

胃阴不足型胃炎常见症状为胃脘隐痛、嘈杂、饥不欲食、口燥咽干、大便干结、舌红少苔、脉细数。治疗此证宜养阴生津、理气和胃。方用养胃汤加味，沙参、麦冬、石斛、玉竹、白芍各10克，太子参、佛手各15克，陈皮、甘草各6克。水煎服，每日1剂。

2. 肝胃气滞型

肝胃气滞型胃炎常见症状为胃脘胀痛、饱闷不适、食后尤甚、痛连两胁、嗳气频繁、苔薄腻、脉弦。治疗此证宜疏肝理气、和胃止痛。方用四逆散合金铃子散加减，杭芍15克，柴胡索、枳壳、川楝子、延胡索、香附、苏梗各10克，甘草6克。每日1剂，水煎服。

● 拔罐疗法

取穴：中脘、梁门、足三里、肝俞、脾俞、胃俞。

方法：1. 留罐法：俯卧位，用真空罐或火罐吸拔于肝俞、脾俞、胃俞穴，留罐10～15分钟；再仰卧位，拔中脘、梁门、足三里穴，留罐10～15分钟。每日治疗1次，10次为1个疗程。

2. 针罐法：先针刺中脘、梁门、足三里、肝俞、脾俞、胃俞穴，然后选择大小适中的火罐，再在上述的穴位拔罐，留罐10～15分钟。

3. 走罐法：俯卧位，在背部涂上适量的按摩乳或油膏，选择大小适宜的玻璃罐或竹罐，用闪火法将罐吸拔于背部，然后沿背部脊柱两侧的足太阳膀胱经循行，重点在肝俞、脾俞、胃俞，做上下来回走罐数次，直至局部皮肤潮红。再将火罐吸拔于肝俞、脾俞、胃俞穴，留罐10分钟。

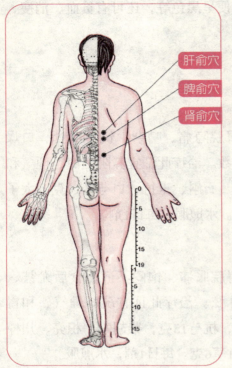 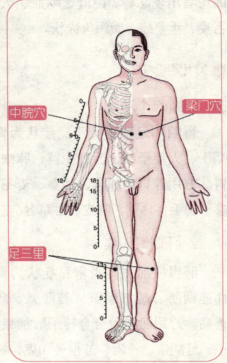

● 药膳疗法

栝蒌汤

配方 栝蒌15克,厚朴、姜半夏、薤白各9克,枳实4.5克。

用法 上药共水煎,分2次服。每日1剂,连服2~3日。

功效 用治慢性胃炎。

红枣益脾糕

配方 干姜1克,红枣30克,鸡内金10克,面粉500克,白糖300克,发面适量(用酵母发面)。

用法 干姜、红枣、鸡内金放入锅内,用武火烧沸后,转用文火煮20分钟,去渣留汁。面粉、白糖、酵母放入盆内,加药汁,清水适量，揉成面团。待面团发酵后，做成糕坯。将糕坯上笼用武火蒸15分钟至20分钟即成。每日1次，作早餐食用。

功效 适用于慢性胃炎。

生姜大枣汤

配方 生姜120克，大枣500克。

用法 将生姜洗净切片，同大枣一起煮熟。每日吃3次，每次吃大枣10余枚，姜1~2片，吃时用原汤炖热，饭前饭后吃均可。煮数次后枣汤渐甜，每次服此汤更好。

功效 健脾温胃。适用于慢性胃炎属脾胃虚寒型。

炒南瓜

配方 嫩南瓜750~1000克，菜油50毫升，精盐、葱花各少许。

用法 将嫩南瓜连皮洗净，切细丝，摊在太阳下晾晒半天。炒锅上火，放入菜油，烧热，倒入南瓜丝，用旺火速炒2~3分钟，撒上精盐，颠翻炒匀，放入葱花，再颠翻两下，出锅即成。

功效 南瓜性温味甘，有消炎止痛、补中益气、解毒杀虫等功效。并且，南瓜中所含的果胶可保护胃肠道黏膜免受粗糙食物的较强刺激，对慢性胃炎有很好的疗效。

骨质疏松

骨质疏松症是以骨组织微细结构受损，骨矿成分和骨基质等比例不断减少，骨质变薄，骨小梁数量减少，骨脆性增加和骨折危险度升高的一种全身骨代谢障碍的疾病，但在多数骨质疏松中，骨组织的减少主要由于骨质吸收增多所致。本病发病多缓慢，以骨骼疼痛、易于骨折为特征。

骨质疏松属于中医"骨痹"、"骨痿"的范畴，认为本病的发生主要与肾、脾二脏的关系最为密切，主要病因是肾精不足、脾胃虚弱、肝气不足、血瘀、外邪侵袭等。骨质疏松症一般分两大类，即原发性骨质疏松症和继发性骨质疏松症。退行性骨质疏松症又可分为绝经后骨质疏松症和老年性骨质疏松症。老年人患病率男性为60.72%，女性为90.47%。

● 中医验方

1. 肾精不足型

周身骨痛，骨骼变形，腰膝酸软，筋脉拘急，消瘦憔悴，步履蹒跚，反应迟钝，表现为早衰，出现发落齿摇、阳痿遗精、耳鸣耳聋、健忘等症状。造成此症状的主要原因为：肾主骨生髓，为先天之本，肝主筋；肝肾阴血不足，精髓内亏，不能濡养筋骨故见骨骼变形、周身骨痛及筋脉拘急、抽搐；腰为肾之府，肾升窍于耳，肾虚则腰膝酸软、耳鸣耳聋。治疗宜滋补肝肾，强筋壮骨，可以用熟地、黄精、龟板各15克，山药、白芍各9克，山萸肉、当归、牛膝各6克，菟丝子、鸡血藤各12克，紫河车（冲服）2克，锁阳、桑葚各10克。

2. 脾肾气虚型

腰背四肢关节疼痛，四肢无力，肌肉衰萎，昼轻夜重，骨骼变形，活动不利，面色白，口淡、自汗，面浮肢肿，夜尿增多，少气懒言，肠鸣腹痛，便溏或五更泄泻，舌淡胖嫩苔白或水滑，脉弦沉无力或迟细。此病症产生的原因是肾为先天，脾为后天，二脏相济，温运周身；肾气不足，失于温煦故见腰背酸痛，昼轻夜重；精髓内亏，骨胳失养，故见骨骼变形；肾虚不能生土，或久行久立劳力太过导致脾气不足，不能蒸化腐熟水谷故见肠鸣腹痛，下利清谷或五更泄泻。面浮肢肿，面色白，少气懒言，舌淡胖嫩，脉迟细无力均为气虚的表现。所以治疗宜补益脾肾，可以用人参、鹿角霜各10克，制附子、肉桂各6克，熟地、山药各20克，杜仲、山茱萸、菟丝子、巴戟天各12克，白术18克，淫羊藿15克，乌梢蛇10克。

● 针灸疗法

骨质疏松者取肾俞、照海、三阴交；肾虚者取中脘、气海；气血瘀滞取气海、足三里、三阴交，属于虚证针刺手法以补为主，每日或隔日1次，每次施治留针15～20分钟，10次为1疗程。

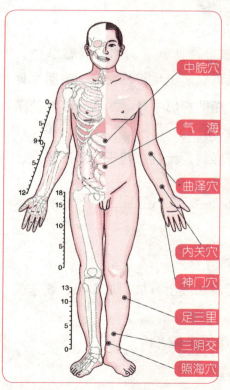
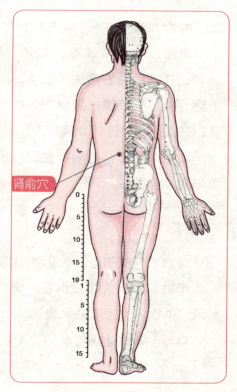

● 膳食疗法

黄豆猪骨汤

配方 鲜猪骨250克，黄豆100克。

用法 黄豆提前用水泡6~8小时；将鲜猪骨洗净，切断，置水中烧开，去除血污；然后将猪骨放入沙锅内，加生姜20克，黄酒200毫升，食盐适量，加水1000毫升，经煮沸后，用文火煮至骨烂，放入黄豆继续煮至豆烂，即可食用。每日1次，每次200毫升，每周1剂。

功效 此汤有较好的预防骨骼老化、骨质疏松作用。

桑葚牛骨汤

配方 桑葚25克，牛骨250~500克。

用法 将桑葚洗净，加酒、糖少许蒸制。另将牛骨置锅中，水煮，开锅后撇去浮沫，加姜、葱再煮。见牛骨发白时，表明牛骨的钙、磷、骨胶等已溶解到汤中，随即捞出牛骨，加入已蒸制的桑葚，开锅后再去浮沫，调味后即可饮用。

功效 此汤能滋阴补血、益肾强筋，尤甚适用于骨质疏松症、更年期综合征等。

虾皮豆腐汤

配方 虾皮50克，嫩豆腐200克。

用法 虾皮洗净后泡发；嫩豆腐切成小方块；加葱花、姜末及料酒，油锅内煸香后加水烧汤。

功效 常食此汤对缺钙的骨质疏松症有效。

老年性白内障

白内障是常见眼病和主要致盲原因之一，其中老年性白内障是最常见的白内障。本病是在全身老化、晶体代谢功能减退的基础上由于多种因素形成的晶体疾患。近年的研究说明，遗传、紫外线、全身疾患（如高血压、糖尿病、动脉硬化）、营养状况等因素均与其有关。当各种原因引起晶状体囊渗透性改变及代谢紊乱时，晶体营养依赖的房水成分改变，而使晶体变为混浊。中医称为"圆翳内障"、"白翳黄心内障"等，认为本病多因年老体弱、肝肾两亏、精血不足，或脾失健运、精不上荣所致。另外，部分因肝经郁热及湿浊上蒸也可致病。

老年性白内障一般45岁以后即可出现，按病程可分为4期。

1. 初发期

首先在晶状体赤道部出现放射状乳白色混浊。混浊发展甚慢，可经数月、数年，或停留在这个阶段，如放射状混浊侵及瞳孔区，则可影响视力。

2. 未熟期

也称膨胀期。晶状体之混浊逐渐扩大，向瞳孔区及深层发展，整个晶状体呈乳白色混浊，但混浊不均匀。晶状体膨胀，前房变浅，有可能引起青光眼。

3. 成熟期

晶状体膨胀消退，视力减退显著，甚至只有光感，从外边即能见到瞳孔发白，有如熟鱼眼睛一样。此期持续时间很长，是做白内障摘除的最好时期。

4. 过熟期

白内障成熟时间过久，晶状体脱水，囊膜松弛，前房变浅，晶状体核下沉脱入前房或玻璃体内，也可引起继发性青光眼。

● 中医验方

1. 肝肾两亏型

常见症状为视物模糊、头晕耳鸣、腰膝酸软、舌淡、脉细，或面白畏冷、小便清长、脉沉弱。治疗此症宜补益肝肾。方用明目治障汤加减，菟丝子15克，五味子8克，枸杞子、谷精草各10克。水煎服，每日1剂，日服2次。

2. 脾虚气弱型

常见症状为视物昏花、精神倦怠、肢体乏力、面色萎黄、食少便溏、舌淡苔白、脉缓或细弱。治疗此症宜补脾益气。方用消障汤加减，土白术、当归、茺蔚子、枸杞子、车前子、香附各10克，石决明、决明子、夏枯草、杭白芍、生地各15克，甘草3克，柴胡6克，青葙子12克。水煎服，每日1剂，日服2次。

3. 肝热上扰型

常见症状为头痛目涩、眵泪吭燥、口苦咽干、脉弦。治疗此症宜清热平肝。方用凉血养肝片加减，旱莲草5000克，龙胆草、茺蔚子、白芍、丹参、丹皮、刺蒺藜各4000克。共研末制成片剂，每片含生药0.6克。日服3次，每次6片，温开水送服。连续服药，视力恢复至1.0以上者停服。

● 刮痧疗法

取穴：头面部：睛明、攒竹、鱼腰、阳白、丝竹空、瞳子髎、太阳、承泣、四白、风池；背部：肝俞、肾俞；四肢部：足三里、太冲、合谷。

方法：刮眼部周围诸穴，如睛明、攒竹、鱼腰、阳白、丝竹空、瞳子髎、太阳及承泣、四白等穴处；刮耳后翳明穴处；刮风池穴；刮合谷及足三里穴处；由上而下依次刮拭肝俞至肾俞穴处；刮太冲、太溪穴处。

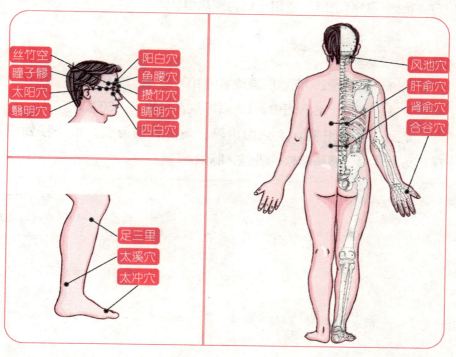

● 膳食疗法

决明子茶

配方　决明子100克。

用法　决明子炒香，分成每包10克用纱布袋装好。每日1包，沸水冲泡，量不宜多，代茶饮用。

功效　清热平肝。适用于白内障患者。

鸡肝明目汤

配方 水发银耳25克,鸡肝100克,枸杞子15克。

用法 鸡肝洗净切片,加水豆粉、料酒、姜、盐、味精拌匀,与银耳、枸杞子同煮汤,佐餐食用。

功效 补肝益智。适用于白内障患者。

枸杞酒

配方 枸杞子200克,白酒或黄酒1000毫升。

用法 枸杞子泡入酒中,1周后即成,日饮30~50毫升。

功效 补益肝肾。主治白内障,属肝肾两亏型,适于视物模糊、头晕耳鸣、腰膝酸软、舌淡、脉细。